Pierre-Amédée BÉCOURT

ULTÉ DE MÉDECINE DE PARIS

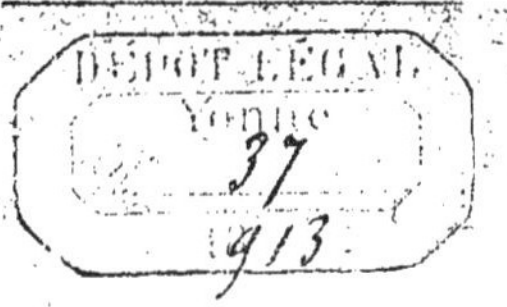

Contribution

à l'Étude de l'Hépatoptose

et de certaines

malformations du Foie

PARIS
HENRY PAULIN & Cie
ÉDITEURS
21, RUE HAUTEFEUILLE

CONTRIBUTION A L'ÉTUDE DE L'HÉPATOPTOSE

et de

CERTAINES MALFORMATIONS DU FOIE

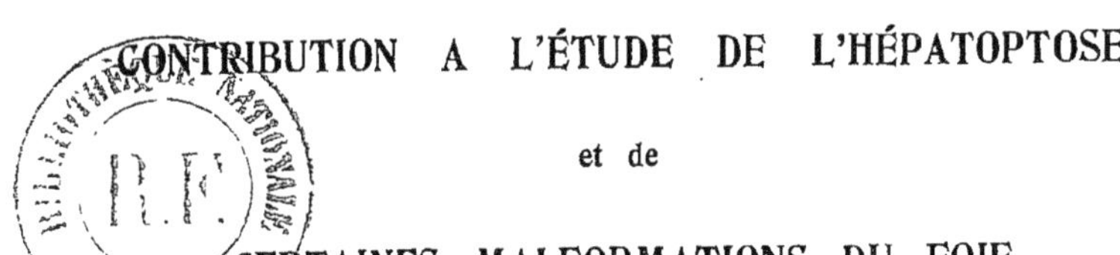

Année 1913   Nº

Contribution

à l'Étude de l'Hépatoptose

et de certaines

malformations du Foie

THÈSE POUR LE DOCTORAT EN MÉDECINE

PRÉSENTÉE ET SOUTENUE

par

BÉCOURT ÉMILE-PIERRE-AMÉDÉE

NÉ A PARIS, LE 18 JUILLET 1886

Président : M. le professeur LETULLE

PARIS

HENRY PAULIN ET Cⁱᵉ ÉDITEURS

21, RUE HAUTEFEUILLE

1913

FACULTÉ DE MÉDECINE DE PARIS

M. LANDOUZY............. doyen.

PROFESSEURS

MM. NICOLAS............. Anatomie.
Ch. RICHET.......... Physiologie.
WEISS.............. Physique médicale.
DESGREZ.......... Chimie organique et chimie générale.
BLANCHARD......... Parasitologie et histoire naturelle médicale.
ACHARD .... Pathologie et thérapeutique générales.
WIDAL................ } Pathologie médicale.
TEISSIER .... }
LEJARS............. Pathologie chirurgicale.
P. MARIE............ Anatomie pathologique.
PRENANT............ Histologie.
N................... Opérations et appareils.
POUCHET..... .... Pharmacologie et matière médicale.
MARFAN............. Thérapeutique.
CHANTEMESSE .... Hygiène.
THOINOT .... Médecine légale.
LETULLE............. Histoire de la médecine et de la chirurgie.
ROGER.............. Pathologie expérimentale et comparée.
DEBOVE............. }
LANDOUZY .... } Clinique médicale.
GILBERT............. }
CHAUFFARD......... }
HUTINEL... .... Maladies des enfants.
G. BALLET........... Clinique des maladies mentales et des ma-
ladies de l'encéphale.
GAUCHER............ Clinique des mal. cutanées et syphilitiques.
DEJERINE..... .... Clinique des mal. du système nerveux.
DELBET .... }
QUENU.............. } Clinique chirurgicale.
RECLUS............. }
HARTMANN.......... }
DE LAPERSONNE...... } Clinique ophtalmologique.
LEGUEU .... Clinique des maladies des voies urinaires.
BAR................. }
PINARD.............. } Clinique d'accouchements
RIBEMONT DESSAIGNE. }
POZZI .... Clinique gynécologique.
KIRMISSON........... Clinique chirurgicale infantile
A. ROBIN........... Clinique thérapeutique.

AGRÉGÉS EN EXERCICE

MM. BALTHAZARD, DUVAL (P.), LENORMANT, PROUST,
BERNARD, GOUGEROT, LEQUEUX, RATHERY,
BRANCA, GREGOIRE, LERI, RETTERER,
BRINDEAU, GUENIOT, LOEPER, RICHAUD,
BROCA (A.), GUILLAIN, MACAIGNE, ROUSSY,
BRUMPT, JEANNIN, MAILLARD, ROUVIERE,
CAMUS, JOUSSET (A.), MORESTIN, SCHWARTZ,
CARNOT, LABBE (M.), MULON, SICARD,
CASTAIGNE, LANGLOIS, NICLOUX, TERRIEN,
CHEVASSU, LAIGNEL-LA- NOBECOURT, TIFFENEAU,
CLAUDE, VASTINE, OKINCZYC, ZIMMERN.
COUVELAIRE, LECENE, OMBREDANNE,

A MES PARENTS

Nous témoignons respectueusement notre gratitude :

A notre premier et vénéré Maître, le Professeur Letulle, auprès de qui nous avons fait la plus longue partie et le meilleur de nos études, et qui, médicalement, nous a formé;

A M. le Professeur Delbet, à qui nous devons aussi une reconnaissance d'ordre tout personnel, et dont l'excellent enseignement clinique nous fut des plus profitables;

A M. le Professeur Landouzy, et à son Chef de clinique, M. le Docteur Vitry, qui a contribué, dans une large mesure à notre instruction médicale;

A M. le Professeur Gilbert-Ballet, Chef du Service de l'Asile Sainte-Anne, dont, depuis plus de trois ans que notre stage auprès de lui est accompli, nous écoutons assidûment la parole magistrale, à ses Cours du dimanche;

A M. le Docteur Schwartz, Chirurgien de l'hôpital Cochin, près de qui nous fîmes notre premier stage;

A M. le Docteur Lepage, qui nous enseigna la prudence et l'asepsie la plus méticuleuse en matière obstétricale;

A MM. les Docteurs Dalché, Comby, Rudaux dont nous avons suivi ou suivons encore avec fruit, en qualité de « bénévole », les très intéressantes consultations;

A M. le Docteur Aubourg, Chef du Service de Radiographie de l'hôpital Boucicaut, qui voulut bien nous aider de ses avis et nous permit de puiser dans le trésor de ses observations et de ses images radiographiques.

Nous adressons nos remerciements à MM. Masson et Steinheil, qui ont bien voulu nous confier les clichés nécessaires à l'illustration de cette Thèse.

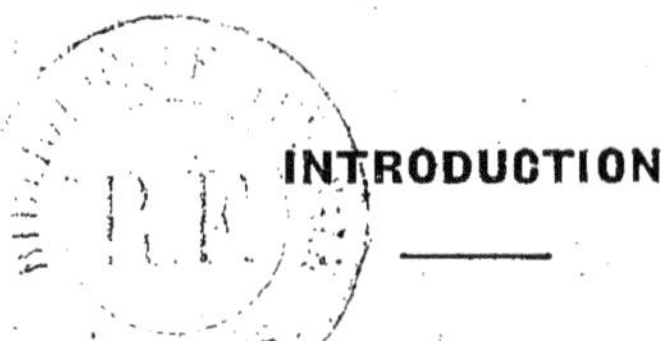

Les ptoses et les lobes flottants du foie ont donné lieu à de nombreuses erreurs de diagnostic; leur anatomie pathologique était peu connue. M. le Professeur Letulle, en nous conseillant de choisir ces malformations pour sujet de notre Thèse, mit généreusement à notre disposition, non seulement ses conseils et de précieuses indications bibliographiques, mais encore les nombreux documents écrits ou nécropsiques de la riche collection qu'il s'est formée.

Il nous dicta lui-même les trois premières observations de cette Thèse. Nous avons pris, dans les registres d'autopsies de son Laboratoire, les deux observations suivantes, qui sont également inédites. Nos deux dernières observations, extraites d'articles que nous avons trouvés au hasard de nos lectures dans les écrits médicaux en langue anglaise, nous ont semblé intéressantes à reproduire, parce qu'elles confirment quelques théories émises autrefois d'une façon peut-être hasardeuse. Bien qu'elles ne soient pas inédites, nous les croyons peu connues en France.

Les trois premières figures nous ont été prêtées par M. le Docteur Aubourg, qui les fit paraître dans le *Bulletin et Mémoires de la Société de Radiographie Médicale de Paris.* (Nov. 1912). Les figures suivantes (Planches) nous ont été prêtées par M. Letulle qui les fit paraître d'abord dans la *Presse Médicale.*

Dans notre Historique, nous avons chronologiquement énuméré les principaux travaux faits sur l'hépatoptose et les lobes flottants.

Dans notre chapitre sur l'Etiologie et la Pathogénie, nous avons donné une forme historique à l'étude des diverses théories émises sur l'origine de ces déplacements et de ces malformations du foie. Dans le même chapitre, nous avons, du même coup, décrit aussi complètement que possible l'anatomie pathologique des ptoses complètes, et effleuré celle des lobes flottants : sans elle, en effet, on n'aurait pu comprendre ces théories.

Aussi, pour éviter des redites inutiles, n'avons-nous étudié, dans notre chapitre sur l'Anatomie Pathologique, que les lobes flottants, dont nous faisons une description à part, d'après l'article de M. Letulle (*loc. cit.*). Aussi bien était-ce, avec les observations et les figures, la partie la plus importante de notre Thèse.

DEFINITION

« Sous le nom de *foie mobile*, on désigne depuis Cantani (1865) qui le premier, peut-être, en a publié une observation clinique, une maladie dans laquelle on trouve le foie tout entier déplacé et mobile dans la cavité abdominale. » (Glénard, *Ptoses viscérales*, p. 500).

Au foie ainsi mobilisé, on a encore donné les noms de « foie ambulant » (Marino), « volant » (Sutuguin), « errant » (Chvostek), « hépatoptose » (Glénard).

Ajoutons que tout foie ptosé est plus ou moins déformé, mais que cette déformation du foie ne doit pas être telle que l'on n'en puisse reconnaître la morphologie générale.

L'intégrité relative du foie, son émigration en masse (« luxation du foie »), sa mobilité anormale, l'interposition de viscères entre le foie et le diaphragme, sont les caractères essentiels de l'hépatoptose.

On pourrait, croyons-nous, désigner sous le nom de *lobe flottant*, toute déformation partielle d'un lobe du foie, avec ou sans ptose, l'ensemble de la masse hépatique restant en place; ce *lobe flottant*, plus ou moins pédiculé, est mobile et non réductible.

HISTORIQUE

Hépatoptose. — Il semble que la première observation d'hépatoptose (voir FAURE : *L'appareil suspenseur du foie,.* p. 80 et suiv. — GLÉNARD : *loc. cit.*, p. 502 et suiv. — TERRIER et AUVRAY : *Rev. de chirurgie*, 10 août 1897, p. 622 et suiv.) remonte à Heister, lequel, en 1754, en fait une description. Mais son article (*Acta Physico medica naturæ curiosorum*. Nuremberg, 1754, X, p. 1 à 4) fut oublié jusqu'à Cantani, qui rapporta le deuxième cas connu de foie mobile (*Annal. univers. di medicin.* Milano, 1865, nov., p. 373 à 383).

En 1876,, Blet donne, sur l'hépatoptose, le premier travail d'ensemble (*Thèse de Paris*) appuyé d'une dizaine d'observations.

En 1877, Legg Wickham réunit vingt cas (*Moveable or displaced liver*. St-Bartholom. Hospital Reports, XIII, p. 141 à 148).

En 1882, Müller étudie quelques points de cette question (Berlin, Klin. Wochenschr, 1882, XIX, p. 230-232).

En 1885, Landau, dans sa monographie (*Die Wanderleber und der Hœgenbauch der Frauen*, Berlin) réunit 24 cas.

La même année, Fr. Glénard, dans son étude sur l'entéroptose (*Lyon médical*, 1885) considère celle-ci dans ses relations avec l'hépatoptose.

En 1887, Glénard réunit 51 cas d' «hépatoptose » (*A propos d'un cas de neurasthénie gastrique. Diagnostic de l'entéroptose,* MASSON, 1887).

En 1889, thèse de Curtius, dans laquelle l'auteur apporte une observation nouvelle (*Symptome und ætologie der Wanderle-*

ber im Auchluss an einen Solchen fall. HALLE). Puis les remarquables études de Glénard : « Des résultats objectifs de l'exploration du foie chez les diabétiques ». (*Lyon médical*, 1890), « palpation bimanuelle du foie par le « procédé du pouce ». (*Lyon médical*, 1892. — Déjà décrit par lui en 1887).

En 1891, *première hépatopexie totale* par GÉRARD MARCHAND.

En 1892, paraît la thèse de J.-L. Faure, qui, avec des théories nouvelles, apporte un total de 54 observations.

Depuis lors, on peut citer, parmi les plus intéressantes collections, celles de Graham, de Toronto (*Transactions of the Association of American Physicians*, Philadelphia, 1895, vol. X, p. 258 à 295) avec 68 cas; et Ssaweljew en 1903, avec 117 cas. On trouve, dans cette liste de Ssaweljew, 13 cas se rapportant à l'homme, 103 à la femme, 1 à l'enfant.

D'autres observations ont été publiées depuis.

Foie à facette postéro supérieure. — On pensait que, dans la ptose du foie, il y avait forcément entre celui-ci et le diaphragme, interposition d'organes, notamment d'intestin. Mais, jusqu'en ces dernières années, on parlait là de choses dont on n'avait pas sous les yeux la preuve matérielle. De rares autopsies faites à ce sujet n'avaient rien montré qui vînt nettement confirmer cette idée. Certains auteurs commençaient à nier l'interposition, la considérant comme une simple vue de l'esprit (*Tandler Wien, Klin. Woch*, 1908. — *Zuckerkandl.* — *Oppenheim : Deutsche med. Woch.* 1902. — *Fœderl;* — *Rosenfeld,* et autres).

L'adaptation des rayons de Röntgen aux recherches cliniques permit de voir, sur le vivant, la mobilité du foie et l'interposition, entre celui-ci et le diaphragme ou la paroi thoracique, d'une portion de l'intestin.

En 1899, Béclère signalait à la Société médicale des Hôpitaux un cas de foie mobile où l'on voyait, à la radioscopie, le glissement temporaire du côlon transverse entre le foie et le diaphragme. (Voir *Bull. et Mém. de la Soc. de Radiogr. médic. de Paris,* 1911, p. 18 à 20).

En 1910, Chilaïditi (de Vienne), non seulement présenta 3 cas de ce genre, mais en montra l'image et la preuve radiographiques (*Presse médic.*, 21 janv. et 4 fév. 1911).

En janvier 1912, M. Letulle pouvait donner une preuve démonstrative de la ptose avec interposition, puisqu'il constatait à l'autopsie, non seulement la présence du cæcum entre le foie et le diaphragme. (Confirmation des images radiographiques obtenues par M. Aubourg. — Voir la Communication de AUBOURG *in Bull. et Mém. de la Soc. de Radiogr. médic. de Paris*, nov. 1912), mais encore l'existence d'une facette hépatique, correspondant, sur le bord postérieur du foie, à cette portion du cæcum interposée (Voir Observation 1, à la fin de cette étude).

Il est à noter que l'observation de M. Aubourg est jusqu'ici la seule qu'ait confirmée l'autopsie. La même année (voir Observations 2 et 3), M. Letulle établissait, dans deux cas nouveaux, à l'autopsie, l'interposition du cæcum avec facettes très nettes en plein tissu hépatique et recevant le segment cæcal de l'intestin anormalement situé. (Autre circonstance des plus importantes, le cæcum, muni d'un méso très long et très mobile était, de plus, inversé).

Lobe flottant. — L'histoire du lobe flottant est moins riche de faits. Cette déformation partielle du foie a beaucoup moins impressionné les esprits que sa ptose complète. Cette quasi-indifférence a causé pas mal d'erreurs de diagnostic.

Cruveilhier, l'un des premiers, dans son *Anatomie descriptive* (édit. 1834, p. 552), a fait mention de ces lobes.

Un peu plus tard, Chassaignac (*Bull. de la Soc. Anatom. de Paris*, 1838, p. 39), présente un des cas les plus nets du lobe flottant.

En 1862, avec la traduction, par Louis Duménil, du *Traité pratique des Maladies du foie*, de Frerichs, on a (p. 40 à 44), la première description d'ensemble du foie avec lobes flottants. L'auteur signale même les lésions de périhépatite qui accompagnent ces lobes, mais il doit se contenter de généralités un peu vagues, ayant peu de pièces anatomiques sous la main.

Billroth von Hacker (1886), Langenbuch (1888), Tscherning (1888), Pichevin (1888), Terrier et Baudoin (1888), Richelot (1893) publient les observations des cinq premiers lobes flottants ayant donné lieu à une opération chirurgicale; chacun de ces lobes avait été la cause efficiente d'une erreur de diagnostic.

En 1888, monographie remarquable de Riedel sur les lobes d'origine vésiculaire.

La seule étude complète faite jusqu'ici sur les lobes flottants est celle que M. Letulle publia le 10 décembre 1910, dans la *Presse Médicale*, basée sur l'observation, à l'autopsie, de plus de 200 lobes ou ébauches de lobes flottants, elle s'accompagne d'un essai de classification générale de ces malformations. La trouvaille, à l'autopsie, d'une ou deux formes nouvelles, lui a permis, depuis lors, d'élargir légèrement le cadre de cette classification. C'est cette dernière que nous reproduisons dans notre Thèse.

MOYENS DE SUSPENSION NORMAUX DU FOIE

Le foie est un organe extra-péritonéal maintenu en place dans la cavité abdominale : 1° par des plis de réflexion du péritoine qui constituent les ligaments du foie, par le cordon oblitéré de la veine ombilicale, et surtout par la veine cave inférieure et ses branches. — 2° par la tension intra-hépatique. — 3° par la tension abdominale.

Ligament coronaire. — Transversal, large, situé à la partie postérieure de la face supérieure du foie. Le feuillet postérieur, après s'être réfléchi, couvre la partie postérieure du foie, puis la paroi postérieure de l'abdomen. Le feuillet antérieur, après réflexion, tapisse presque toute la face supérieure du foie, puis la paroi abdominale antérieure. Ces deux feuillets ne se rejoignent que vers leurs extrémités latérales, ménageant entre eux, à leur partie moyenne, un espace rempli de tissu cellulaire de hauteur presque nulle et de largeur variable (10 à 12^{mm} d'après Sappey, 2 ou 3 cent. d'après Landau, 5 à 6 cent. d'après J.-L. Faure. — *Hépatoptose*, Th. Paris, 1891-92, p. 21).

Ce quadrilatère, comme les ligaments qui le limitent et le prolongent, est situé presque tout entier à droite de la veine cave. Le feuillet postérieur relevé présente quelques plis solidement attachés au tissu hépatique et dont les plus importants sont : le ligament hépato-rénal, le ligament hépato-surrénal, le ligament hépato-colique. J.-L. Faure décrit ces plis comme des annexes du ligament coronaire (*Loc. cit.*, p. 25 et suiv.).

Le ligament coronaire est en contact direct avec le centre phrénique, la partie la plus fixe du diaphragme, grâce à la solide insertion que le péricarde vient prendre sur lui.

Ce ligament est donc un sérieux moyen de suspension de la partie postérieure et moyenne du foie, mais il n'empêche pas la partie antérieure de basculer en avant, ni les parties latérales de s'incliner à droite ou à gauche.

LIGAMENT SUSPENSEUR, OU FAUX DE LA VEINE OMBILICALE. — S'étend d'avant en arrière sur la face supérieure du foie.

Naît au niveau de l'abouchement de la veine sus-hépatique gauche dans la veine cave (J.-L. FAURE); d'une part il s'insère sur la concavité du diaphragme et l'ombilic; d'autre part, il se continue avec les feuillets antérieurs du ligament coronaire et du ligament triangulaire gauche.

Par lui-même, il ne suspend rien, car il est couché sur le foie à gauche de sa ligne d'insertion; il ne retient le foie que lorsque celui-ci s'écarte de la paroi et se porte vers la profondeur. Le cordon oblitéré de la veine ombilicale, qu'il enferme entre ses feuillets, ne semble pas avoir plus d'action sur la stabilité de la glande hépatique.

LIGAMENTS TRIANGULAIRES. — Formés par l'adossement des deux feuillets du ligament coronaire dont ils ne sont que les prolongements.

Le ligament triangulaire droit, lorsqu'il existe, est très court, la face convexe du foie étant à ce niveau en contact permanent avec le diaphragme dont il n'est séparé que par le péritoine. Sa direction est antéro-postérieure.

Le ligament triangulaire gauche court le long du bord postérieur du foie.

Ces ligaments ne contribuent en rien à empêcher l'affaissement de la partie antérieure du foie, puisqu'ils sont situés tout près du bord postérieur de la glande. Ils ne contribuent que faiblement à empêcher ses mouvements de bascule à droite ou à gauche de l'axe antéro-postérieur, à cause du peu de fixité de leurs attaches sur le diaphragme.

VEINE CAVE INFÉRIEURE. — Semble, aujourd'hui, le meilleur moyen de fixité du foie.

Jonnesco (*Anatom. topogr. du duodenum*. Paris, 1889, p. 85), l'un des premiers, s'est rendu compte de son importance. — Landau (*Die Wanderleber*), puis J.-L. Faure, ont montré par diverses expériences, que le foie est retenu plus solidement par la veine cave seule, toutes les attaches ligamenteuses étant coupées, que par les ligaments seuls, l'action de la veine cave étant supprimée (*Expér. de* J.-L. Faure, *loc. cit.*, p. 67 à 77).

D'une part, l'adhérence de la veine cave au foie est telle qu'on ne peut les séparer sans déchirer l'un ou l'autre. D'autre part, la veine cave inférieure est solidement unie à la colonne vertébrale par une aire de tissu cellulaire très serré, et prend des attaches très puissantes sur les bords de son orifice diaphragmatique.

Les deux veines sus-hépatiques, affluents de la veine cave, doublent son action. Des veines accessoires contribuent encore à la fixation du foie : « L'ensemble de ces veines, dont les tuniques se continuent directement avec les tuniques de la veine cave, s'attache très solidement sur elle, d'autant plus que les veines sus-hépatiques présentent une paroi musculaire extrêmement épaisse, et par conséquent fort résistante, surtout au niveau des gros troncs qui avoisinent leur embouchure. » (J.-L. Faure, p. 34).

Tension abdominale. — Est en rapport : 1° avec la solidité de de la paroi antérieure de l'abdomen; 2° avec le volume de la masse gastro-intestinale.

Les muscles de la paroi, par leur tonicité, compriment les organes abdominaux, en particulier l'intestin. Celui-ci, repoussé de bas en haut, soutient, comme sur un coussinet, le foie et surtout sa partie antérieure qui, nous l'avons vu, n'est maintenue directement par aucun appareil suspenseur. Cette pression, qui redresse le foie, est d'autant plus forte que la masse gastro-intestinale est plus volumineuse et que les parois abdominales la repoussent avec plus d'énergie vers le diaphragme.

Faure, toutefois, n'attribue qu'une importance secondaire à ce mode de sustentation du foie (p. 49 et suiv.).

TENSION INTRA HÉPATIQUE. — Fr. Glénard a vu, le premier, son rôle important dans le redressement du bord antérieur du foie. Que la tension intrahépatique, par afflux sanguin insuffisant ou pour toute autre cause, vienne à diminuer, le bord inférieur du foie tombe et s'éloigne de la paroi antérieure. Que la tension augmente, ce qui se produit après les repas, la glande tout entière devient plus rigide, la partie antérieure du foie devient plus solidaire de sa partie postérieure, le bord inférieur se relève et se rapproche de la paroi.

Ainsi fixé dans sa position normale, voici, d'après Fr. GLÉNARD (*Ptoses Viscérales*, p. 515 à 519) les limites du foie sur le vivant : Bord supérieur du foie (*bord antéro-supérieur* de GLÉNARD) forme une ligne arquée à concavité inférieure dont le point le plus élevé passe à 5 cent. au-dessous du mamelon droit et correspond au cartilage de la 5ᵉ côte droite. Sur la ligne axillaire droite, ce bord correspond au 7ᵉ espace intercostal; sur la ligne mamelonnaire, au 5ᵉ espace; sur la ligne médiane, à la base de l'appendice xyphoïde (d'après Murchison).

Bord inférieur du foie : commence en arrière entre la 11ᵉ et la 12ᵉ côte, suit le rebord costal jusqu'au milieu du cartilage de la 8ᵉ côte droite, laisse au-dessus de lui le rebord costal droit, franchit l'épigastre et croise le rebord costal gauche au point de jonction des 7ᵉ et 8ᵉ cartilages.

La hauteur du foie varie suivant la taille de l'individu et ne peut guère donner d'indications au point de vue clinique (Voir toutefois : HARLEY : *Traité des maladies du foie*. Trad. Rodet. Paris, 1890. — DE GIOVANNI : *Comment apprécier le volume du foie* : Archives gén. de Médecine. Paris, 1904; p. 2.407 à 2.410).

Lorsque le foie est normalement placé, il n'est accessible qu'à la percussion, car sa minceur est telle, à l'épigastre, qu'on ne peut, par la palpation, le distinguer des organes voisins.

Pendant les mouvements inspiratoires, la face supérieure du foie s'abaisse plus (3-4 cent.) que sa face inférieure (10 à 15 ᵐᵐ). Il en résulte une réduction de la matité hépatique.

Dans la station debout, les bords du foie sont situés 1 centimètre plus bas que dans la position horizontale.

ETIOLOGIE ET PATHOGENIE

Hépatoptose. — En 1754, Heister, publiant le premier cas
de foie mobile et ne sachant trop à quoi le rapporter, déclarait
qu'il était un effet de la volonté de Dieu destiné à faire éclater
aux yeux sa toute puissance. Depuis 1754, on a donné, de
l'hépatoptose, d'autres explications.

On a incriminé l'*hérédité* : c'est un fait que, souvent, dans
les antécédents familiaux des malades atteints de foie mobile,
on trouve des affections hépatiques, gastriques, intestinales,
etc... Mais nous y reviendrons avec plus de détails à propos des
troubles de la nutrition comme facteurs du foie mobile.

En 1869, Meissner, raisonnant par analogie avec l'étiologie
de la ptose splénique, estime que le principal facteur doit être
l'*allongement des replis péritonéaux* qui unissent le foie au diaphragme, en particulier, à l'allongement du ligament coronaire. Il donne à ce dernier, lorsqu'il est ainsi allongé, le nom
de *Mésohépar*. Seule, la constatation sur le cadavre pouvait
prouver cette déformation. Léopold (1874) et Sutuguin (1875),
d'un commun accord, adoptent cette théorie, mais apportent
pour la démontrer la même absence de preuves, n'ayant pas,
pour ainsi parler, d'autopsies en main. Le *Mésohépar*, accepté
quelque temps par leurs successeurs, est battu en brèche par
Landau, qui, ne l'ayant pas constaté sur les cadavres de malades atteints de ptose hépatique, nie son existence (1885). —
Faure, continuant les recherches de Landau, attaque le « Mésohépar » et la théorie de Meissner : « Cette assertion, dit-il, n'a

qu'un défaut, celui d'être une pure hypothèse. » (*L'appareil suspenseur du foie*, p. 105 et 106) — « Nous avons toujours trouvé
le ligament coronaire parfaitement développé et le foie en contact immédiat avec le diaphragme. Jamais, en outre, personne
ne l'a signalé, et, puisqu'on ne l'a jamais rencontré, il faut bien
admettre qu'il n'existe pas. »

Terrier et Auvray, en 1897, arrivent à la même conclusion.
(*Revue de chirurgie*, 10 août 1897; p. 632.) Dans le camp ad-
verse, nous ne trouvons guère que Delagenière, Miller, Was-
siljew, lequel croit avoir revu le « Mésohépar ».

Nous avons extrait de *American Journal of the medical Sciences*, 1905, l'observation par Thomas Wood Clarke et David
H. Dolley d'un cas de « Mésohépar », le seul, d'ailleurs qui ait
été scientifiquement établi. Cette observation démontre que le
« Mésohépar » peut exister, mais à vrai dire, son étrangeté et
le soin même qu'on mit à le rapporter, prouvent sa rareté. En
résumé, le « mésohépar » n'existe qu'à titre très accidentel dans
l'étiologie du foie mobile.

Ce qu'il est beaucoup plus fréquent de rencontrer, c'est le
relâchement des ligaments, ou même l'absence de quelques-uns
d'entre eux.

Pour ne citer que quelques cas, Longuet en 1874 constate,
chez une femme de 24 ans, morte à la Pitié, l'absence des ligaments coronaire et triangulaires. « Le foie n'adhérait aux parois
de l'abdomen et aux organes contenus dans la cavité abdominale que par le ligament suspenseur falciforme et par une sorte
de pédicule constitué par la veine porte, l'artère hépatique et le
canal cholédoque, lequel pédicule étant entouré de toutes parts
par le péritoine, unissait le foie au duodénum. L'organe, parfaitement libre par tous ses bords, n'adhérait nullement au diaphragme; l'épiploon gastro-hépatique n'existait pas non plus;
il en résultait une grande mobilité du foie, qui venait reposer
sur l'estomac et qui dépassait les fausses côtes de quatre travers
de doigt. »

Kirmisson, en 1890, signale l'absence du ligament coronaire,
dans un cas.

En 1895, Lannelongue, de Bordeaux, dans un cas d'hépatoptose, ne trouve pas de ligament falciforme.

Symanowsky, Michl (de Prague), Desguin, Depage, Lucas-Championnière, Ramsay, Legueu, citent comme lésion acquise l'allongement du ligament suspenseur. Delagenière trouve ce ligament hypertrophié et œdémateux, Péan le trouve allongé et vascularisé.

Au contraire du « Mésohépar » qui est une lésion congénitale et extrêmement rare, l'allongement généralisé des ligaments du foie serait une lésion acquise et fréquente.

On a pu attribuer cet allongement à un trouble général de la nutrition; Faure, et, après lui, Carstens (en 1901) incriminent les *traumatismes*, soit des traumas petits et répétés, secousses diverses, travaux pénibles (équitation, etc.); soit un effort plus violent. Garnett (*American Journ. of the medic. Sciences*, 1881, xxxi, p. 110 à 113) rapporte le cas d'une femme grande et vigoureuse, en bonne santé, mère de plusieurs enfants, qui, se baissant précipitamment pour ramasser un objet, sentit dans le côté droit comme une torsion : « Ses côtes, disait-elle, avaient glissé et ses intestins étaient tombés. » Elle présenta, les jours suivants, tous les signes physiques et subjectifs d'une ptose du foie.

Mais, comme le fait observer Faure, cet étirement des ligaments ne peut se produire qu'au cours d'une expiration violente; le diaphragme ramenant brusquement le foie de bas en haut et tendant ainsi les ligaments qui l'y attachent. « Or, les efforts d'expiration les plus répétés et les plus violents ont lieu à l'occasion de la toux, et c'est ainsi que de vieilles bronchites chroniques pourraient devenir la cause occasionnelle de l'élongation de l'appareil suspenseur du foie (Faure, loc. cit. p. 109).

Landau cite le cas d'une hépatoptose produite chez une femme de 30 ans,, laquelle, depuis 3 ans, avait, au printemps, des accès d'éternuements qui lui secouaient tout le corps avec violence (*Die Wanderleber und der Hangebauch der Frauen*. Berlin, 1885).

Certaines affections de voisinage peuvent déterminer l'allongement des ligaments, telle l'aspiration du foie produite par les mouvements respiratoires d'un pleurétique, le diaphragme étant immobilisé. Beclère a rapporté récemment un cas de ce genre à la *Société de Radiologie* (Janvier 1911).

Faure, le premier, d'autres après lui, ont signalé l'*étirement de la veine cave*, son écartement de la colonne vertébrale. « Quand on imprime au foie des mouvements divers, elle les suit en formant au niveau de son adhérence hépatique un coude prononcé, grâce auquel elle s'écarte de la colonne lombaire, au point qu'il est facile en rompant à peine quelques fibres conjonctives, de passer le doigt entre la paroi postérieure de la veine cave et les vertèbres sous-jacentes » (Loc. cit. p. 84).

Cet allongement de la veine cave est rarement très marqué; nous en avons trouvé dans *American Journal of Obstetrics*, 1903, un cas très net que rapporte Miller et dont on trouvera la traduction à la fin de cette thèse.

Dès 1872, Winckler avait posé en principe, comme élément étiologique, le *relâchement de la paroi abdominale* (*Relaxed abdominal wall*) avec diminution consécutive de la pression abdominale. En 1881, Landau accepte la même étiologie. Ce relâchement lui-même peut reconnaître plusieurs causes dont la principale semble être la grossesse. Le plus souvent, en effet, l'hépatoptose se montre chez des femmes qui ont eu plusieurs enfants. Pendant la grossesse, le foie n'a pas de tendance à descendre, étant soutenu par l'utérus; mais, aussitôt après l'accouchement, la paroi abdominale restée mince du fait de la grossesse, n'a plus assez de tonicité pour compenser la diminution de la pression abdominale consécutive à l'accouchement. Le ventre tombe, flasque, et Landau fait de ce « ventre pendant » le premier facteur de l'hépatoptose.

Si Landau accuse surtout la diminution de la tonicité des parois, comme facteur de l'abaissement de la pression intra-abdominale, Glénard en accuse surtout la *diminution du volume des viscères*, et, particulièrement de l'intestin. (Les *Ptoses Vis-*

cérales, p. 566 à 582), « *L'hypotase abdominale est d'origine vis-cérale et non pariétale* ».

Une autre théorie étiologique des ptoses est celle du *corset*. Elle a été soutenue avec d'autant plus de vigueur que l'on croyait expliquer par elle les déformations du foie aussi bien que sa descente. C'était très simple : le corset comprimant le thorax surtout au niveau de la dixième côte et diminuant ses diamè-tres, en exprimait pour ainsi dire le contenu, et c'est de cette manière que le foie, l'estomac, etc. descendaient vers l'abdomen. Quant aux plis profonds, marqués surtout sur les faces anté-rieure et supérieure, on les attribuait à la pression du corset par l'intermédiaire des côtes.

La striction, s'exerçant un peu au-dessus du bord inférieur du foie, devait y imprimer ce sillon longitudinal que l'on voit souvent à ce niveau dans les foies déformés. Du même coup était expliqué le pli que l'on trouve à la base du pédicule des lobes flottants. Soulé, (*Thèse de Toulouse, Les sillons costaux du foie*, 1902), rajeunit cette théorie en s'appuyant sur la coexis-tence habituelle de déformations de la rate. Faure a rappelé (p. 107 et 108) que le corset exerce surtout sa striction non pas au niveau du foie, mais au-dessous de la dernière côte, que, par conséquent, bien loin de pousser le foie vers le bas, il le sou-tient, ou le fait remonter.

Glénard (*Loc. cit.* p. 505 et suivantes) apporte une théorie nouvelle de l'action du corset sur le foie. Selon lui, le corset en comprimant les dernières côtes, n'imprime un sillon sur la face antérieure du foie que si celui-ci était déjà descendu, et le sil-lon est d'autant plus éloigné du bord inférieur que la ptose était plus accusée. (Foie cordé). Pour les sillons qui se trouvent à la face supérieure de la glande, ils ne seraient, d'après Glénard, que l'empreinte des plis antéro-postérieurs qui se forment sur le diaphragme quand le thorax est comprimé latéralement. Cruveilhier avait déjà donné de ces plis la même explication. Quant à la concomitance de lésions spléniques et de lésions hé-patiques,sur laquelle se base Soulé, il est à remarquer que nous

diminué de largeur et avait été étiré au point qu'il dépassait
de plus d'un tiers sa longueur primitive. Il était placé contre le
cordon représentant la vésicule biliaire. Il est évident qu'en ce
cas le tiraillement de la vésicule a entraîné l'allongement du
lobe hépatique adjacent » (1). Il semble qu'une cholécystite, une
lithiase hypertrophique de la vésicule pourraient de même allonger le lobe hépatique. D'autres auteurs rapportent au pro-
cessus inflammatoire de voisinage, plutôt qu'à cette action surtout mécanique, l'allongement du lobe.

Toutefois les lobes flottants de la partie moyenne du foie ne
sont pas toujours causés par une affection cholécystique. Ce ne
sont pas non plus les seuls lobes flottants, ce ne sont pas même
les plus fréquents. On a donc dû donner de tous ces lobes une
explication plus générale et, partant, moins précise.

Pour Glénard, qui a longuement étudié cette question, le lobe
flottant est, tantôt le fait d'une *hypertrophie partielle*, tantôt le
résidu d'une *hyperthophie totale*, antécédente, du foie.

Cette idée s'est imposée à lui après l'étude très approfondie,
mais peut-être inexacte, qu'il a faite des localisations hépatiques. D'après ses recherches et celles de Sérégé (*Rev. des Mal.
de la Nutrit.* depuis 1890), les divers lobes du foie n'ont pas des
fonctions identiques, ne jouent pas le même rôle dans la sup-
pléance qu'ils apportent aux divers viscères (estomac, intestin)
et, par conséquent, sont affectés différemment par les retentis-
sements morbides de ceux-ci. Après des expériences dont nous
ne pouvons ici donner le détail (*Rev. des Mal. de la Nutrit.*, 1903,
p. 522 à 534, etc.), Glénard croit pouvoir affirmer que les lobes
du foie reçoivent une irrigation sanguine différente : le foie
gauche, irrigué par l'accouplement gastro-splénique gauche su-
birait surtout les fluctuations morbides de l'estomac et de la
rate; le foie droit, irrigué par la Grande Mésaraïque, serait surtout, nosologiquement, sous la dépendance de l'intestin grêle.

Ainsi s'expliquerait l'hypertrophie localisée du lobe droit,

---

(1) Remarquons que cette déformation spéciale obtenue au laboratoire ne se produit peut-être jamais dans les conditions ordinaires de la vie.

dans le diabète. (Les matières sucrées passant par voie sanguine des villosités de l'intestin grêle dans le foie droit). Ainsi s'expliquerait la production, par l'alcoolisme : à un premier degré, d'une certaine hypertrophie du lobe gauche, par passage direct de l'alcool de l'estomac dans le lobe gauche, à travers la paroi stomacale; puis l'hypertrophie très marquée du lobe droit, lorsque l'action de l'alcool, se faisant sentir surtout sur l'intestin grêle, se prolonge, par la Grande Mésaraïque, sur le lobe droit. De cette hypertrophie localisée résulterait un lobe flottant.

Cette théorie très ingénieuse serait d'une application pratique extrêmement précieuse puisque, étant donné la localisation de l'hypertrophie, on pourrait reconnaître la lésion viscérale qui la cause. (Voir les tableaux de classification de Roger Glénard, interne des Hôpitaux, *in Progrès Méd.* 1908, p. 85 à 93. — Voir aussi, sur cette question, Jovane : *La quantita di glicogeno nei diversi lobi del fegato. La Pediatria neapoli*, 1903, n° 3. — Mongour et Sérégé. *Sur un cas de cirrhose monolobaire du foie* (*Bull. méd.*, 1902).

Malheureusement, elle a trouvé, comme toute théorie, ses détracteurs.

Bauër surtout s'est inscrit en faux contre les assertions de Glénard et de Sérégé. Selon lui, la dépendance des lobes du foie n'est pas du tout chose certaine. Après une critique serrée des expériences de laboratoire faites par Glénard et Sérégé (Bauër : « *L'indépendance des lobes du foie est une hypothèse.* » *Journ. de l'Anatom.*, 1909, n° 1); après une critique non moins sérieuse des cas tendant à prouver la localisation fonctionnelle (Bauër : « *L'hypertrophie hépatique des gros mangeurs est totale, et non monolobaire* » — *Progr. Médic.*, 1909, p. 525-527, etc., etc.), l'auteur conclut que les preuves apportées par Glénard, Sérégé, et ceux qui les ont suivis dans cette voie ne sont pas suffisantes.

On devrait donc se contenter, pour le lobe flottant, d'une étiologie un peu vague et extrêmement douteuse : hypertrophie primitivement localisée ou résidu d'une hypertrophie primitivement généralisée, s'il n'était probable qu'il s'agit ici, comme pour l'hépatoptose, d'un *vice de constitution primitif*

Cicatrices, bosselures, plissures, lobes flottants du foie, toutes ces malformations semblent bien être d'*origine congénitale*.

Dans le compte rendu de 698 autopsies, nous avons trouvé 104 foies déformés; de ces 104 foies, 89 possédaient un ou plusieurs lobes flottants, lobes d'ailleurs accompagnés le plus souvent de bosselures, plissures, etc. Les 15 autres se contentaient de ces dernières déformations. D'autre part, nous avons rencontré sur ces 698 cadavres, environ 50 cas de reins présentant des malformations (kystes, lobulation, etc.) De ces 50 cas, 43 se rencontraient chez des sujets atteints de malformations hépatiques. Cette coïncidence ne semble pas due au hasard. Nous ne songeons pas à incriminer le corset; celui-ci rendrait compte, peut-être, dans une certaine mesure, des plissures hépatiques et des lobes flottants droits, mais comment songer à lui attribuer les lobes flottants gauches, les lésions rénales, tandis que la rate, bien moins à l'abri de la compression du corset, reste intacte?

Il nous semble bien plus raisonnable de considérer toutes ces malformations hépatiques ou rénales comme étant d'origine congénitale.

ANATOMIE PATHOLOGIQUE

Hépatoptose. — Tout foie mobile est plus ou moins déformé.

Nous n'insisterons pas sur les caractères suivants, que nous avons déjà décrits dans notre chapitre sur l'*Etiologie* et la *Pathogénie* :

Relâchement, allongement, (« mésohépar », Voir obs. 7), ou *absence de certains ligaments* (cas de Longuet, etc.). Ces ligaments distendus peuvent être épaissis, œdémateux, vascularisés (Péan), etc.

La veine cave peut être écartée de la colonne vertébrale (Cas de Faure, de I. Miller. Voir obs. 6).

La glande elle-même est habituellement étirée dans sa partie la plus déclive; son bord inférieur est, en même temps qu'abaissé, aminci et repoussé en arrière. Il arrive souvent que le foie, très déformé, n'ait que 3 ou même 2 lobes; il prend alors une forme allongée et plus ou moins oblique, et son grand axe se raproche de la verticale (le sujet étant debout). Tel le cas cité par Clarke et Dolley (Obs. 7).

L'hépatoptose s'accompagne d'une *ptose généralisée des viscères :* l'intestin, les reins, la rate, l'estomac, souvent dilaté, accompagnent le foie dans sa chute.

Distension fréquente de la paroi abdominale; parfois éventration.

Le foie déplacé peut encore présenter des *plissures,* des *lobes flottants,* etc. tous vices de malformation imputables, croyons-nous, comme la ptose elle-même, à une *dysembryoplasie.*

Nous insisterons seulement sur une forme d'hépatoptose qu'il serait peut être plus juste d'étiqueter *malformation du foie avec interposition d'organe.* Il s'agit de cette forme dont Chilaïditi donna trois images radiographiques en 1911. Pendant la vie, dans ces cas, une portion des segments droits du côlon semble s'interposer entre le foie et la face inférieure du diaphragme, puis cette interposition cesse pour reparaître plus tard. On put croire que le côlon abaissait, en effet, le foie lorsque, par exemple sa cavité se distendait, puis que, s'aplatissant, il permettait à la glande hépatique de reprendre un contact presque immédiat avec le diaphragme (comparer aussi avec l'observation de Béclère). Dans le cas très semblable (au point de vue radiographique) observé par M. Aubourg, l'autopsie, pratiquée par M. Letulle, montra qu'il y avait, sur la face postérieure du foie, une *logette préformée* pour recevoir le gros intestin. Il ne s'agissait donc pas d'une ébauche d'hépatoptose, mais bien d'une malformation du foie accompagnée d'une métatopie du cæcum.

Dans deux autres cas, constatés à une date ultérieure, M. Letulle trouva de même des *facettes rétro-hépatiques* destinées à contenir le cæcum et son appendice. Dans ces deux cas, le cæcum avait un méso dont la longueur démesurée lui permettait de quitter sa place normale, en compagnie du côlon ascendant, pour se loger dans la susdite facette. L'intestin et son méso étaient d'ailleurs, de toutes façons, malformés. Nous n'insistons pas ici sur les caractères de ces malformations, dont on pourra lire le compte-rendu dicté par M. Letulle (Obs. 2 et 3). Mais il semble bien que, si l'on avait eu l'occasion de regarder les deux malades aux rayons X, avant leur mort, on aurait pu constater une interposition de viscères, avec clarté entre le diaphragme et le foie : ce qui aurait rappelé les cas de Béclère, Chilaïditi et Aubourg.

D'où nous inférons que, dans tous ces derniers cas, il s'agissait très probablement non pas d'hépatoptose, mais de *malformation hépatique avec déplacement du gros intestin, le foie restant parfaitement en place.*

Lobes flottants du foie. — La forme, les dimensions, la direction, la localisation des lobes flottants varient d'un foie à l'autre; nous ne décrivons des types que pour les besoins de la classification, et il reste bien entendu qu'il existe, entre eux, tous les intermédiaires imaginables.

Le lobe peut être tout entier flottant : « L'organe paraît (fig. 11) composé de deux lobes d'inégales dimensions, l'un droit, toujours volumineux, l'autre gauche, plus ou moins aplati, réunis par une sorte d'étranglement assez étroit ; une véritable « charnière » en résulte; elle correspond au ligament suspenseur du foie (auquel elle donne insertion) et au sillon de la veine ombilicale oblitérée. Dans ces cas, le lobe gauche du foie semble comme appendu au lobe droit, à gauche duquel il flotte; en arrière le pli est délimité par le passage de la veine cave inférieure, dont la fixité constante (au-devant de la colonne vertébrale) exagère encore, si possible, cette impression d'un lobe gauche mal fixé et « flottant » à gauche du foie (fig. 8).

...Souvent les défectuosités formatives dont il est atteint tendent à le transformer en une bande de tissu hépatique s'allongeant en arrière et en bas, perpendiculairement (fig. 8) à l'axe transversal de la glande hépatique. » — Il s'agit bien, alors, au sens propre du terme d'un « vrai foie à lobe flottant ». Ce type est rare.

Ce que l'on rencontre habituellement, c'est une ou plusieurs portions d'un lobe ou de plusieurs lobes normaux du foie, hypertrophiées et rattachées au lobe correspondant par un pli de flexion ou « charnière ». Leurs variétés, si grandes qu'elles soient, obéissent cependant à une certaine règle en vertu de laquelle la masse glandulaire tend à s'allonger de haut en bas, suivant une ligne verticale dont on peut apprécier la progression si l'on compare, en ordre et les unes après les autres les figures 6, 4, 11, 9, 10 et 5.

La figure 6 montre, en effet, une esquisse de lobe flotant appendu au bord inférieur du lobe droit; aux figures 4 et 11, le tissu hépatique tend à diviser le lobe droit en deux demi-lobes.

Dans la figure 10, le lobe flottant représente à peu près le tiers

de l'ensemble de la glande hépatique; et la figure 5 correspond
à un foie dont le « lobe flottant » englobe la moitié du foie total, le lobe gauche, malformé, étant réduit à un mince moi-
gnon de tissu hépatique à peu près complètement négligea-
ble. »

DIRECTION. — « La règle pour ainsi dire constante dans ces
malformations, si variées cependant, est que le « lobe flottant »
du lobe droit se trouve verticalement placé, suivant l'axe antéro-
postérieur de la glande, le ou les lobes flottants du lobe gauche
étant disposés dans le plus grand désordre. » (Tous les passages
cités entre guillemets dans ce chapitre sont extraits de l'article
de M. Letulle paru dans la *Presse médicale* du 10 décembre
1910).

VOLUME. — « Son *volume* est des plus variables : il peut être
petit, comme on le voit souvent au niveau du lobe carré ou du
lobule de Spiegel, qui semblent découpés en deux ou plusieurs
îlots conjoints; mais le lobe flottant ne commence guère à avoir
quelque intérêt qu'aux environs de 5 cm., quand il peut, sur le
vivant, devenir appréciable à la palpation. Son volume sera dit
moyen lorsqu'il constitue une masse de 8 à 10 cm. de hauteur,
avec une largeur équivalente, (fig. 11 et 4). Enfin, le lobe flottant
aura un volume considérable dans les cas où (fig. 10, 5 et 9) la
portion flottante atteint ou même dépasse les dimensions du
lobe dont elle semble se détacher. »

NOMBRE. — « Le *nombre* des lobes flottants, pour un foie,
donné, est des plus variables. Il n'est pas rare d'en observer
un seul, attenant en général alors à la partie inférieure du lobe
droit. Plus fréquemment peut-être, les malfaçons de la glande
sont multiples et chaque lobe peut, en ce cas, posséder son lobe
flottant, soit isolé aux dépens du bord inférieur du foie (fig. 10 et
4), soit tout autrement disposé. »

SUBDIVISIONS. — « Pour montrer toutes les difficultés de la
description, ajoutons que chacun des lobes flottants, droit ou
gauche peut, lui-même, présenter des subdivisions ou divisions

accusées (fig. 4 et 6) qui le sectionnent (presque toujours verticalement) en autant de sous-lobes ou « lobules flottants » con-
glomérés (fig. 9)..

Forme. — « La forme du lobe flottant n'a rien de fixe...

Dans la forme pyramidale, la plus commune, si j'en juge
d'après mes faits (fig. 11, 4, 6 et 9), la surface de la masse appendue au foie est irrégulièrement triangulaire, avec un sommet
arrondi, à la partie la plus déclive, et une base large et transversalement dirigée, s'insérant à la glande hépatique; au niveau
de la base, existe un pli ou dépression transversale, qui fera
précisément la « charnière » autour de laquelle nous verrons se
mobiliser l'îlot flottant.

La variété cylindroïde correspond, d'ordinaire, à des malformations beaucoup plus accusées. Elle comprend (fig. 10 et 5) de
volumineux, parfois même d'énormes segments de la glande
hépatique qui pendent au-dessus du bord inférieur du foie et
semblent en avoir entraîné, par en bas, un segment considérable. Souvent, si la face supérieure, ou mieux, antérieure, est
arrondie et uniforme, la face profonde est, au contraire, plus ou
moins aplatie et déformée par la présence de la vésicule biliaire
(fig. 5), en sorte que l'apparence cylindroïde n'est que partielle;
l'extrémité inférieure ou sommet de la masse est toujours arrondie et plus ou moins régulière.

Enfin, certains lobes flottants sont tellement informes, surtout lorsqu'ils occupent le lobe gauche du foie (fig. 6, 7 et 9),
qu'ils échappent à toute description. Dans ces cas, d'ordinaire,
les blocs de tissu hépatique ressemblent à des segments d'amas
sphéroïdaux, largement découpés dans la glande hépatique à
laquelle ils sont comme accolés bout à bout. »

Surface. — « La *surface* du lobe flottant est, en règle habituelle, lisse, unie, régulière. D'autres fois, elle se trouve sillon-
née de rares incisures (fig. 4 et 9) qui peuvent, sur le vivant
donner le change et faire penser à une tumeur bossuée. Parfois
encore, la vésicule biliaire (fig. 11) se montre sur le bord interne

(gauche) de la masse flottante et la déforme d'une façon parfois très appréciable (fig. 4). »

CHARNIÈRE. — « Les caractères de la *charnière* qui rattache le lobe flottant à la glande hépatique sont intéressants. La plicature séparant le foie de sa portion mobile ou flottante est plus ou moins accusée, d'autant moindre, pourrait-on dire, que le lobe flottant est plus volumineux (comparez les fig. 10 et 5 aux fig. 11, 4 et 9). En avant, la charnière se caractérise donc tantôt par une simple gouttière en dépression transversale peu marquée, tantôt par un pli profond, une gouttière ordinairement rectiligne et transversale. Ce vallonnement, autour duquel le lobe flottant a « joué » incessamment durant la vie, s'accuse maintes fois encore, par la coloration blanchâtre et l'épaississement inflammatoire fibroïde du péritoine hépatique qui le recouvre. Parfois enfin, le sillon sectionne entièrement le tissu hépatique : en effet, on peut, par transparence et à la palpation, reconnaître que ce sillon sépare en totalité du tissu hépatique le « lobe flottant »; ce « segment » glandulaire n'est plus attaché à l'organe que par une mince couche de tissu conjonctivo-vasculaire contenant les vaisseaux et les canaux biliaires qui lui sont destinés. Cette anomalie structurale était très évidente dans le sillon du lobe flottant annexé au lobe gauche du foie représenté fig. 6 ».

ENCOCHES. — « A ses deux extrémités, la charnière, en passant de la face antérieure du foie à la face postérieure, répond, à droite comme à gauche, à *une encoche* creusée sur la continuité des bords correspondants du foie (bord droit et bord inférieur). Suivant les cas, cette double encoche marginale peut faire à peu près défaut (fig. 10), ou, au contraire, être très profonde. (fig. 5 et 9). »

RAPPORTS DE LA VÉSICULE BILIAIRE. — « Les rapports de la *vésicule biliaire* avec le lobe appendu au lobe droit du foie sont importants à rappeler. Le plus souvent, elle est elle-même comme appendue à l' « îlot flottant » et, d'ordinaire alors, s'attache à sa partie inféro-interne, c'est-à-dire à son bord gauche plus ou moins près du sommet. »

AUTRES MALFORMATIONS CONCOMITANTES. — Parmi les malformations qui accompagnent très fréquemment l'existence d'un ou plusieurs lobes flottants, il faut signaler les incisures ou plicatures extrêmement fréquentes au niveau du bord postérieur et de la partie adjacente de la face supérieure, surtout sur le lobe droit (fig. 11, 4 et 9). Ces incisures sont toujours antéro-posté rieures, et le lobe flottant, parfois aussi en présente quelques-unes (fig. 9). »

Ajoutons que, si les lobes flottants accompagnent fréquemment l'hépatoptose, ils s'accompagnent eux-mêmes le plus souvent de malformations du rein et parfois du poumon et d'autres organes.

Sur 89 observations de lobes flottants, nous avons relevé 43 fois la coïncidence de lésions diverses du rein (18 fois chez l'homme, 25 fois chez la femme.) Les malformations des autres viscères n'ont pas été recherchées avec tout le soin désirable.

CLASSIFICATION

1° *Lobe entier* flottant, décrit au début du chapitre.

2° *Lobe droit*, dirigé de haut en bas, pyramidal ou cylindroïde, avec vésicule biliaire appendue à sa partie interne.

3° *Lobe gauche*, ayant toutes les directions et toutes les formes imaginables.

4° *Lobe moyen;* la vésicule est accolée à ce lobe.

5° Un *lobe droit et un lobe gauche inférieurs*, mais ne semblant avoir aucun rapport de charnière entre eux.

6° Un *lobe droit et un lobe gauche inférieurs*, diposés de telle façon que la *charnière de l'un paraît être le prolongement de la charnière de l'autre*. (fig. 4). Il semble qu'une même ligne transversale sépare ces deux lobes flottants des lobes normaux correspondants du foie.

7° Un *lobe droit inférieur* et un *lobe gauche supérieur*

8° *L'agglomération d'un nombre variable de lobes de formes* et de directions échappant à toute description.

Sur 89 lobes flottants (30 chez l'homme, 59 chez la femme) nous avons trouvé 42 cas de lobe flottant à droite (16 chez l'homme, 26 chez la femme); 38 cas à gauche (13 chez l'homme et 25 chez la femme); 2 cas de lobe moyen (correspondant au lobe de Spiegel) chez la femme. Enfin, dans 7 cas, (1 chez l'homme, 6 chez la femme) il y avait lobes flottants à la fois du côté droit et du côté gauche. Il est à noter que le nombre d'autopsies sur l'homme et sur la femme était à peu près égal.

SYMPTOMES ET DIAGNOSTIC

Hépatoptose. — Symptomes fonctionnels : Douleurs, Troubles gastro-intestinaux. Troubles nerveux.

Les douleurs se montrent habituellement dès le début, avec une intensité variable et des exacerbations d'une heure à l'autre, suivant les efforts que fait le malade, suivant les attitudes qu'il prend. Elles peuvent manquer complètement.

Parfois localisée dans le flanc droit, la douleur peut irradier vers l'épigastre, le bas ventre, l'ombilic, l'omoplate, etc... Elle peut être calmée par les repas. Elle peut s'accompagner de sueurs froides, de battements de cœur, de troubles visuels, de syncopes, etc. et être prise pour les douleurs de la colique hépatique.

Dans les cas très douloureux, le malade a la sensation qu'un organe se décroche et tombe (cas de Garnett); habituellement, il sent plutôt de vagues tiraillements.

Les troubles digestifs se traduisent surtout par de la dyspepsie nerveuse (Glénard) : aigreurs, flatulence, pesanteur épigastrique, constipation, etc. Insomnie, irritabilité extrême, impossibilité des mouvements.

Signes physiques. — Ictère inconstant dû probablement à une coudure des voies d'excrétion de la bile et des vaisseaux du hile. Cette même coudure peut produire de l'ascite, de l'œdème des membres inférieurs, de la circulation collatérale sur l'abdomen, etc...

On a signalé de l'étroitesse de la base du thorax.

Paroi abdominale amincie, flasque, avec écartement des Grands Droits exagéré. (« Ventre pendant » de Landau). Peau fanée, ridée, avec vergetures, etc...

Déformation particulière du fond de l'ombilic : celui-ci est attiré en bas par la traction du ligament suspenseur du foie, au lieu de se trouver à peu près au milieu de l'ombilic.

On peut voir parfois, sous la peau amincie, une saillie correspondant à l'organe déplacé.

A la percussion, on constate que la zone de matité correspondant au foie est diminuée ou même disparue complètement : le son tympanique normal des viscères abdominaux succède immédiatement, au niveau de la 7ᵉ ou 8ᵉ côte, à la sonorité normale du poumon.

Cette sonorité qui est disparue de la région où l'on devrait la constater, peut se retrouver ailleurs, correspondant à la situation anormale du foie : cette nouvelle situation est très variable d'un malade à l'autre et suivant la position que prend le malade. On cherchera la matité, suivant l'attitude de celui-ci, en se rappelant que le foie a tendance à tomber vers les points les plus déclives de l'abdomen.

Depuis les travaux de Glénard, c'est la palpation, et, en particulier, le *procédé du pouce* (imaginé par lui en 1887), qui permet le mieux de reconnaître le foie, sa forme, la direction, la consistance de ses bords, etc... (GLÉNARD, *Ptoses viscérales*, p. 913 à 928). A. Chauffard (*Bull. médic.*, 1903, p. 224). tout en reconnaissant l'excellence du *procédé du pouce*, admet que « chez les sujets nerveux, à défense abdominale prompte et intense », il est d'application moins facile. Il remplace ce procédé par la recherche du *ballottement hépatique*.

Tels sont les signes de ptose complète du foie lorsqu'elle est très marquée. Quand celui-ci n'est abaissé que de 3 ou 4 cm., les signes sont bien moindres et sont rarement attribués à leur vraie cause.

Ajoutons à cela les signes de ptose généralisée des viscères; les déviations de la colonne vertébrale, etc.

Lobe flottant. — Lorsqu'il s'agit, non plus de ptose complète, mais d'un lobe flottant du foie, l'évolution de la tumeur est bien plus prolongée, puisqu'il ne s'agit plus d'un accident brusque, d'un décrochement du foie, mais d'une hypertrophie progressive et lente.

Signes fonctionnels. — La douleur est encore le symptôme dominant, continue, ou se présentant sous forme d'accès avec irradiations diverses. Palpitations, bouffées de chaleur à la tête. Fièvre, vomissements. Douleurs gastriques. Syncopes, etc. Amaigrissement.

Signes physiques. — A l'inspection, on constate une augmentation de volume du ventre.

On trouve, par les procédés de palpation de Glénard ou de Chauffard, ou même par la palpation simple, une tumeur occupant la moitié droite de l'abdomen.

La percussion permet de délimiter la tumeur, de constater qu'elle est en continuité avec le foie, et que celui-ci a conservé dans son ensemble, une situation normale. La tumeur peut être lisse ou bosselée (ce qui fait croire à une tumeur maligne). Sa consistance est variable, mais ordinairement élastique. Pas de fluctuation, ni de pulsations ou de frottements.

On peut la faire ballotter dans toutes les directions et, toujours, elle se déplace en masse; ce caractère la différencie du bord inférieur d'un foie ptosé, lequel bord se replie, avec la base de son pédicule pour charnière. Souvent, il y a une défense énergique de la paroi. Dans les lobes flottants gauches, les signes physiques sont bien moins nets, mais les signes fonctionnels seraient, d'après Langenbuch, plus accusés; l'estomac, en particulier, aurait à subir des phénomènes de compression.

Parallèlement au lobe flottant, on peut voir évoluer l'affection hépatique causale : diabète, alcoolisme, etc., et, dans le cas particulier du lobe flottant moyen, l'affection vésiculaire qui en est le facteur habituel.

Diagnostic différentiel de l'Hépatoptose. — D'après les travaux de Terrier et Auvray, (loc. cit. p. 732 à 734), sur 14 cas de fixation du foie, 9 fois on avait été porté à l'intervention par erreur de diagnostic. Le foie totalement ptosé peut être confondu avec :

Rein mobile. — Les symptômes fonctionnels sont en effet identiques. Mais, à la palpation, on reconnaît si le rein a quitté ou non la région lombaire; dans le cas de rein mobile, la tumeur que l'on perçoit est plus petite. Souvent la néphroptose vient compliquer la ptose du foie.

Kyste hydatique. — Mais, dans ce cas, la consistance de la tumeur est spéciale, ainsi que la forme de sa matité; on constate, parfois, un frémissement hydatique ou la présence, dans d'autres parties du corps, de kystes de même nature.

Abcès sous-diaphragmatique. — (Cas de Packard dans l'*University Médical Magazine;* — cas de Béclère); la ponction exploratrice ne montre pas de liquide.

Tumeurs du mésentère. — Elles sont situées en arrière du paquet intestinal. Mais le foie mobile peut présenter ce caractère.

Tumeurs du Grand Epiploon. — Elles sont très mobiles latéralement, mais peu mobiles de bas en haut. La matité de la tumeur épiploïque est séparée de celle du foie par une zone sonore.

Tumeurs du petit bassin et, notamment, kystes de l'ovaire. — Le toucher vaginal permet de faire le diagnostic.

Un foie ptosé puis fixé dans la fosse iliaque a été pris par G. Richelot pour une typhlite tuberculeuse.

Diagnostic différentiel du lobe flottant. — « Un examen méthodique de la masse, la palpation, en permettant de reconnaître sa surface lisse, ferme, régulière ou rarement bossuée, la percussion, en montrant la continuité de la tumeur avec la matité du foie et repérant la forme générale de l'organe élimineront les tumeurs du côlon, du rein ou de la surrénale. On évitera aussi de prendre pour un kyste hydatique enclavé dans le foie, ou pour un cancer du foie, cette masse allongée, peu bombée, non rénitente, mobile d'avant en arrière; au reste, sa consistance générale ne diffère en rien, dans les cas simples, de celle de la glande hépatique accessible au-dessus ou à gauche de la languette flottant ainsi dans l'hypocondre droit. » (M. Letulle, *loc. cit.*)

Le lobe flottant irrité, congestionné, « apoplectique », peut être confondu avec la *péri-angiocholite*, avec la *péritonite* précolique. ou sous-hépatique enkystée, avec un *abcès*, un *adénome*, un *cancer* du foie, etc.

« Un diagnostic plus difficile consiste à éliminer l'hypothèse d'un foie syphilitique déformé par des lésions scléro-gommeuses multiples (foie ficelé) et, de plus, induré par une dégénérescence amyloïde plus ou moins avancée. Le foie à lobe flottant est, dans le plus grand nombre des cas, beaucoup plus régulièrement déformé; il offre, à la main qui le palpe, une apparence beaucoup moins « mutilée » que ces foies couturés de vieilles cicatrices syphilitiques. En outre, il n'est pas, d'habitude, enserré par des adhérences et fixé contre la paroi abdominale, comme le gros foie syphilitique. » (M. Letulle, *loc. cit.*).

RADIOGRAPHIE ET RADIOSCOPIE

L'application à la médecine des rayons X a permis de déceler bien des lésions des viscères méconnues jusqu'ici et de mieux connaître le fonctionnement de ceux-ci.

La constatation d'une *zone claire* entre le foie et la paroi abdominale ou la face inférieure du diaphragme suffit pour faire poser le diagnostic d'hépatoptose avec *interposition* de l'intestin. (Habituellement, selon toute probabilité, le cæcum avec son appendice).

Non seulement on a constaté (Aubourg, Chilaïditi, Béclère) l'abaissement du foie, mais on a pu remarquer que cet abaissement n'est, souvent, que temporaire, le foie reprenant spontanément sa place sans que le malade en ait conscience. Après un laps de temps plus ou moins long, la ptose se reproduit, et ainsi de suite. (Chilaïditi, *Presse médic.*, 21 janv. 1911).

La Radiographie peut servir à distinguer les lobes flottants, aussi bien que les ptoses du foie, de diverses tumeurs de l'abdomen, du rein mobile, etc., etc...

Il serait très long d'énumérer les divers renseignements que les rayons X mettent à notre disposition pour le diagnostic des hépatoptoses et des lobes flottants; nous préférons nous en tenir à ces généralités.

OBSERVATIONS

Observation I (B. 1440.)

Malformation du foie. Aplasie partielle du lobe droit; formation d'une logette
rétro-hépatique accessible au gros intestin. Cancer de l'œsophage.

C. Gaspard, 69 ans, soigné à l'hôpital Boucicaut, pour une affection de l'estomac qui fut reconnue être un cancer de la partie
moyenne de l'œsophage, fut examiné à plusieurs reprises aux rayons X
par le docteur Aubourg, radiologiste de Boucicaut. Au cours des
quatre examens faits, nous pûmes constater les dispositions suivantes.

La partie supérieure et externe de l'ombre hépatique apparaît coupée
par une clarté de la largeur de la paume de la main et située exactement au-dessous du diaphragme droit.

Cette clarté suit les mouvements du diaphragme, qui sont normaux,
et rappelle exactement la clarté pulmonaire. Elle est limitée (calque
du cliché radiographique) en haut par le diaphragme; en dehors par
la paroi abdominale antérieure; en bas et en dedans, par l'ombre
hépatique. M. Aubourg estima qu'il s'agissait d'une anse intestinale
insinuée entre le foie et le diaphragme, et il fit remarquer que la
figure ainsi obtenue était comparable au cas cité par M. Chilaïditi et
étiqueté par cet auteur « hépatoptose avec interposition d'intestin
entre le foie et la coupole diaphragmatique ». Au cours des quatre
examens aux rayons X (27 mars 1911, 9 avril, 29 sept., et 6 octob.),
la figure radiologique resta toujours la même; elle ne fut modifiée ni
par les mouvements de rétraction de la paroi abdominale, ni par la
manœuvre de Chilaïditi, ni surtout par la position couchée, dorsale
d'abord, puis ventrale. A ces rapports anormaux d'une anse intestinale avec le diaphragme sus-hépatique, s'ajoutait un état de « pneu-
matose » très marqué de toute la masse intestinale. Il existait, de plus,
une poche stomacale très accusée et la pointe du cœur battait au
niveau de la poche à air. La figure 1 donne une impression fort
exacte de la disposition anormale du lobe droit du foie qui semble
découpé par une large poche aérienne A A, fort étendue.

La mort survint le 24 janvier 1912.

3

L'autopsie permit de constater l'existence d'une malformation fort remarquable du lobe droit du foie.

La position générale de la glande hépatique est défectueuse : l'organe semble se diriger obliquement de haut en bas et de droite à gauche. Le lobe droit porte, à sa face supérieure, vers sa partie moyenne, une plicature longue de 8 cm., profonde de 1 cm.

Cette plicature s'incline un peu en bas et à gauche. En plus, la face inférieure du lobe droit apparaît extrêmement réduite : on dirait qu'un fragment du bord droit et de la face postérieure ait été enlevé, abrasé, de façon que le bord droit soit non seulement devenu oblique en bas et à gauche, mais encore lamellaire au lieu d'être arrondi. En même temps, la face postérieure du lobe, au lieu d'être convexe, est devenue concave, de haut en bas ainsi que transversalement. Il en résulte qu'en examinant le foie par sa face postérieure, on trouve, dans presque toute la hauteur du lobe droit, une facette triangulaire à sommet supérieur, à base correspondant au bord inférieur du foie. Cette longue facette mesure environ 15 cm. de haut; à sa base, elle a au moins 10 cm. transversalement. Aussi la portion correspondante du bord inférieur du lobe droit est-elle, à ce niveau, mince et anguleuse. De cette disposition il résulte que le rein droit ne s'applique pas directement contre la face inférieure du foie, mais contribue, recouvert par le péritoine pariétal, à limiter une loge rétro-hépatique dont la paroi postérieure se trouve formée par le péritoine pariétal, la paroi antérieure par la facette concave du foie, et la partie externe par la portion correspondante de la concavité du diaphragme.

L'accès dans cette loge résulte d'une sorte d'ouverture constituée, comme nous allons le voir, par une série d'adhérences péritonéales anciennes fixées entre la vésicule biliaire, le bord inférieur du foie et le côlon transverse.

Le lobe de Spiegel est mal formé, car un sillon profond, parallèle à la veine cave inférieure, le découpe de haut en bas. De plus, au-dessus de la loge hépatico-rénale, le foie montre encore, sur son bord postérieur, une encoche profonde, verticale, longue de 3 cm. et large de 1 cm. 5.

La vésicule biliaire dans toute l'étendue de son bas fond, adhère largement au côlon transverse. Les adhérences celluleuses plutôt lâches qui fixent la vésicule à l'intestin se continuent assez haut le long de la face inférieure de cette vésicule. Il faut noter qu'elles se fixent sur le côlon transverse à sa partie moyenne. En s'étalant sur le côlon, elles dessinent une sorte de repli falciforme large de 5 cm. environ.

La face inférieure du lobe droit du foie, au-dessous et en dedans de

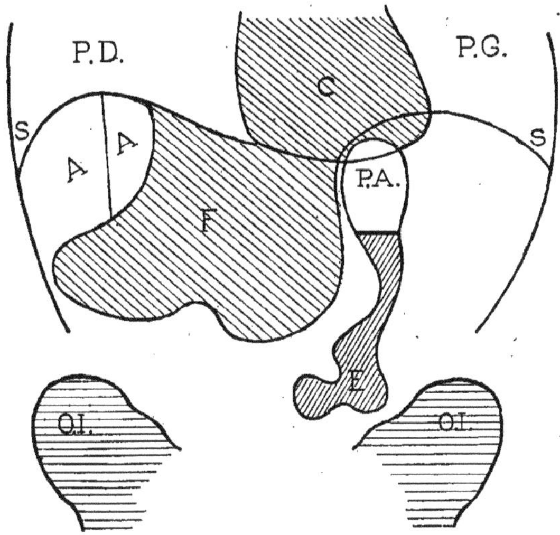

Fig. 1. — Calque du cliché radiographique réduit 9/12.

A : Zone claire intestinale. Sous diaphragmatique droite latéro-hépatique. — C : Ombre cardiaque. — E : Estomac rempli de bismuth avec poche à air PA. — PD : Poumon droit. — PG : Poumon gauche. — S : Sinus costo-diaphragmatique. — OI : Os iliaque.

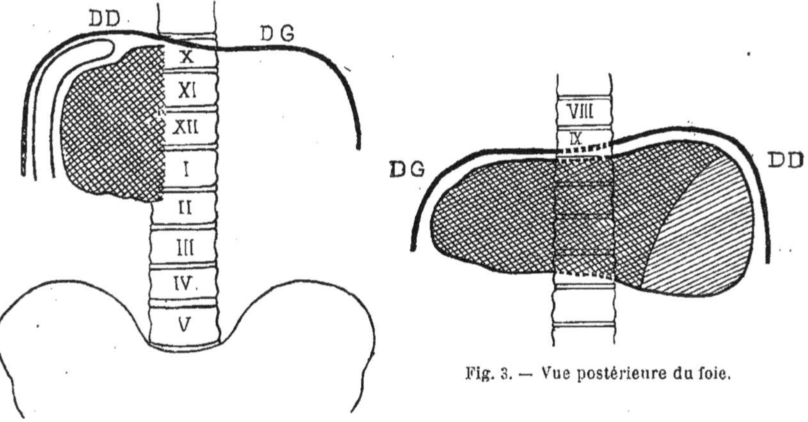

Fig. 3. — Vue postérieure du foie.

Fig 2. — Vue antérieure du foie.

la facette triangulaire décrite précédemment, offre, elle aussi, de vieilles adhérences falciformes qui viennent s'insérer sur le duodenum en renforçant l'épiploon gastro-hépatique. Ces lésions très anciennes complètent la logette rétro-hépatique et lui tracent sa limite inférieure en la séparant d'une façon bien distincte de l'arrière-cavité des épiploons. On comprend que, pendant la vie, une portion plus ou moins considérable d'intestin ait pu s'insinuer dans cette « arrière-cavité du foie » et mettre ainsi en contact, par l'intermédiaire du diaphragme rétro et sus-hépatique, l'intestin et la face inférieure du poumon.

L'examen de l'intestin va nous permettre de comprendre comment la portion droite du côlon transverse, accompagnée, sans doute, du côlon ascendant et du cæcum en position vicieuse, habitait d'une façon probablement constante la logette rétro-hépatique décrite plus haut. Le cœcum se montre en position vicieuse; il est relevé en haut et en dedans par suite de vieilles adhérences péritonéales lisses, unies, qui fixent la dernière anse iléale, d'une part au côlon ascendant dont elle est distante d'à peine 2 cm., d'autre part au méso-côlon transverse, par des brides fibreuses anciennes qui immobilisent en un bloc volumineux la fin de l'iléon, le cæcum et le côlon ascendant au-dessous de la portion transverse du côlon.

La partie du méso-côlon correspondant au côlon ascendant et au commencement du côlon transverse est remarquable par sa longueur démesurée qui assure à cette région droite du gros intestin une laxité anormale. On peut s'assurer, en effet, que juste au niveau des adhérences anormales cystico-coliques décrites plus haut, le gros intestin et le commencement de l'intestin grêle jouissent d'une très grande mobilité et peuvent se déplacer largement dans le sens vertical.

Il est facile de comprendre comment cette masse iléo-cæcale et colique anormalement mobile pouvait jouer autant des vieilles adhérences cystico-coliques et hépato-coliques décrites précédemment et aller habiter dans la logette rétro-hépatique dysembryoplasique en question.

L'appendice vermiforme mesure 9 cm. environ, il est adhérent à la face postérieure du cæcum et du côlon ascendant. Son oblitération est complète. Il n'existe pas de diverticule de Meckel.

Le reste de l'autopsie ne montre aucune lésion imputable à une malformation, sauf peut-être pour ce qui est des reins, à la surface desquels on trouve une série de dépressions cicatricielles que l'on croit pouvoir rattacher à la syphilis.

Le cancer de l'œsophage s'est développé au niveau de la bifurcation de la trachée.

Observation II (B. 1539.)

Malformation du foie et du segment iléo-cæcal de l'intestin; angiome
caverneux du foie, kyste du rein.

A l'autopsie d'un homme de 65 ans, mort phtisique, on trouve
dans l'hypocondre droit une série de désordres tous imputables à des
malformations congénitales. Tout d'abord, le foie porte sur la partie
supérieure de son lobe droit une plicature antéro-postérieure de 7 cm.
de long sans aucune trace de lésion inflammatoire du péritoine hépatique à ce niveau. En outre, le même lobe droit dessine à sa partie
inférieure une esquisse de lobe flottant d'une surface assez régulière·
ment carrée, mesurant 10 cm., de haut sur 11 cm. de large, sans formation d'une charnière très accusée entre le lobe droit et son lobe flottant, mais en dessinant un bord gauche bien vertical terminé par le
relief de la vésicule biliaire.

La malformation du lobe droit du foie se complète, quand on exa·
mine le bord droit du lobe et sa face postérieure. La face postérieure,
en effet, présente un aspect des plus anormaux. Elle se trouve atta-
chée par sa partie moyenne à la face antérieure du rein droit par un
tractus nacré blanchâtre, long de 5 cm. environ et dirigé verticale·
ment.

Ce tractus s'insère sur le péritoine hépatique en un point où précisément la surface de l'organe présente l'aspect le plus anormal, non
loin du bord même du foie. Tandis que ce bord droit du foie offre,
comme à l'état normal, à sa partie supérieure une forme arrondie,
pendant les cinq premiers centimètres de son parcours, il prend tout
d'un coup au niveau de l'adhérence du tractus pré-rénal une forme
angulaire à arête plus vive que celle du bord inférieur d'un foie normal. En même temps la direction générale de ce bord droit du foie
cesse d'être verticale. Elle s'incline brusquement en bas et à gauche
sur une longueur de 10 cm. environ. L'angle formé par ce segment inférieur a son sinus tourné en haut et à gauche et mesure environ 45°.

De cette disposition anormale du bord droit résulte une sorte de
perte de substance et un espace béant entre le lobe droit du foie et la
face inférieure du diaphragme. Cet espace est occupé par le cæcum.
En outre, l'angle formé par le bord droit se continue à la face posté
rieure du lobe flottant avec une facette plane qui semble, elle aussi,
s'être creusée aux dépens du parenchyme hépatique. Avant tout déplacement des organes abdominaux, il suffit de soulever la partie inférieure du foie pour reconnaître que cette facette hépatique affecte

une disposition assez régulièrement triangulaire, à sommet supérieur, et haute d'environ 12 cm., la base du triangle mesurant environ 6 cm. et correspondant assez exactement à la partie inférieure du lobe flottant. Un détail assez intéressant est le suivant : la facette rétro-hépatique en question déborde au-dessus du ligament néphro-hépatique déjà décrit, en le dépassant de 4 cm. environ. Il en résulte qu'au-dessus de la face antérieure du rein, la face postérieure du foie présente une seconde fossette rétro-hépatique, sus-rénale, celle-ci, et haute et large de 4 cm. environ.

Il paraît vraisemblable que le cæcum éversé comme nous le verrons, et largement mobile, pouvait se loger avec son appendice, sinon en totalité, au moins en grande partie à l'intérieur de ces deux logettes rétro-hépatiques.

Le segment iléo-cæcal de l'intestin présente lui aussi des malformations importantes. Dès l'ouverture de l'abdomen, on constate, avant tout déplacement des organes, que le cæcum, au lieu d'être logé dans la fosse iliaque, se trouve placé au-dessous et en arrière du foie en éversion. Sa base, avec son appendice long de 10 cm., occupe, en arrière du lobe droit du foie mal formé, une loge péritonéale rétro-hépatique délimitée, par une bride partant du péritoine pré-rénal à la hauteur du tiers inférieur du bord externe du rein droit.

L'appendice, en position verticale, est tout entier caché derrière la face postérieure du lobe droit du foie et remonte à plus de 10 cm. au-dessus du bord inférieur de cet organe. Le commencement du côlon ascendant, devenu descendant par la position anormale du cæcum, est également rétro-hépatique. Il est remarquable que le cæcum et les 10 premiers centimètres environ du côlon ascendant possèdent un méso de plus de 12 cm. transversalement dirigé, et grâce auquel la mobilité anormale de cette portion du gros intestin est ainsi assurée.

Cette malformation du commencement du gros intestin se complète de la position anormale des 20 derniers centimètres de l'iléon. En effet, la fin de l'iléon n'est pas disposée en anse intestinale. Au contraire, elle se trouve directement accolée, sans aucune trace de replis mésentériques, au péritoine pariétal de la région lombaire et iliaque droite.

En examinant par transparence le péritoine pariétal décollé (après éviscération totale), on peut facilement établir que la dernière anse intestinale suivait, à la surface du péritoine, un trajet à peu près parallèle à celui de l'uretère droit dont elle reste distante de 5 cm. environ. Le repli mésentérique ne se termine en réalité qu'à 20 cm. à gauche du cæcum, par suite de la suppression de la dernière anse iléale.

Il faut noter, en plus, que la dernière anse vraie, munie de son repli mésentérique, se trouve comme serrée à sa base par suite d'un épaississement blanchâtre, nacré, du péritoine à ce niveau, lequel dispose la dernière anse en question, longue de.25 cm. environ, en une sorte d'éventail : la base de ce repli en éventail, considéré au niveau de son mésentère, n'a pas plus de 3 cm. L'intestin, d'ailleurs, à ce niveau, est atteint d'ulcérations tuberculeuses.

Pour compléter les détails ressortissant, dans cette autopsie, aux malformations viscérales, nous noterons la présence d'un angiome hépatique de la grosseur d'un pois, logé dans le lobe droit, au-dessous du péritoine. Nous remarquerons ensuite, dans le rein gauche, la présence d'un kyste unique de la grosseur d'une aveline. Nous signalerons dans l'œsophage, au niveau de la bifurcation de la trachée, la présence d'une légère dilatation diverticulaire. Ce diverticule de l'œsophage, pouvant recevoir un gros noyau de cerise, est assurément d'origine congénitale, car il n'existe aucune trace de lésion péri-œsophagienne. Tous les ganglions péri-trachéo-bronchiques, en particulier, sont normaux. Notons enfin que la glande thyroïde, volumineuse, contient quelques nodules adénomateux volumineux.

En résumé, une malformation congénitale du lobe droit du foie a permis au début du gros intestin de s'insinuer entre cet organe et le rein. La portion iléo-cæcale de l'intestin, en état de malfaçon congénitale, présente une mobilité anormale (ptose). L'œsophage et le rein possèdent des lésions imputables, elles aussi, à une dysembryoplasie certaine.

Observation III (B. 1581.)

Malformation congénitale du foie, du segment iléo-cæcal de l'intestin
et du péritoine correspondant. Foie à lobe flottant.

A l'autopsie d'une femme de 62 ans ayant succombé à une néphrite chronique, le foie apparaît atteint d'une malformation extrêmement accusée.

L'organe (fig. 12 et 13) est formé presque uniquement par un lobe droit, verticalement dirigé et n'occupant qu'une partie de l'hypocondre droit. Ce lobe droit mesure en hauteur 25 cm. Il se divise en deux parties distinctes superposées; l'une supérieure, qui est en somme le vrai lobe droit du foie, a une forme quadrilatère assez régulière, de 15 cm. de haut sur 15 cm. de large. Elle s'arrête exactement au niveau du ligament falciforme et semble donner, par sa partie inférieure, naissance à un second lobe droit, lobe inférieur, ou, pour mieux dire, lobe flottant, mesurant 10 cm. de haut sur 15 cm. de large.

Ce volumineux lobe flottant est mousse, arrondi à son extrémité inférieure. La « charnière », transversalement dirigée et qui lui permet de jouer assez largement d'avant en arrière et d'arrière en avant, au-dessous du grand lobe droit décrit précédemment, se trouve délimitée d'une manière très précise.

Cette limite se trouve être accusée, à droite, par une encoche profonde creusée sur le bord droit de la masse hépatique ; à gauche, par la saillie de la vésicule biliaire qui semble contourner la partie gauche de la charnière en dessinant à sa surface une sorte de ligne courbe à concavité droite. Le jeu du lobe flottant sur le lobe droit est facile dans le sens antéro-postérieur. En soulevant de la sorte cet organe appendu au foie, on découvre au-dessous du foie, et accolé à la paroi postéro-externe de l'abdomen, le cæcum.

Le cæcum, dépourvu de méso, se trouve là, fixé en position inverse de sa position normale : son fond, surmonté de l'appendice vermiforme, apparaît dirigé en haut vers le bord postérieur du foie. L'appendice qui surmonte le dôme du cæcum, se trouve dirigé d'une manière anormale et presque fixé, par un court méso, de droite à gauche, et de haut en bas. Il est, comme le cæcum, placé au ras du péritoine pariétal. Il mesure 7 cm. et paraît normal.

Le côlon ascendant, qui fait suite à ce cæcum inversé, se trouve par le fait descendant : il passe en arrière de la face postérieure du lobe flottant en s'inclinant légèrement en bas et à gauche. Au bout de 10 à 12 cm., il se relève, tout en demeurant rétro-hépatique, et, fixé en place grâce à des brides épiploïques anciennes, anormales, qui le recouvrent à ce niveau, il dessine une sorte d'anse oméga très courte, haute de 5 cm. environ. Ce repli intestinal, anormal et pathologique, se trouve à gauche et au-dessous du lobe flottant du foie. Après quoi, le côlon transverse continue sa marche légèrement ascendante vers l'hypocondre gauche où il forme, en avant de la rate, son angle splénique. Là encore, de nombreuses adhérences fibreuses ont déformé l'épiploon, et fixé en attitude vicieuse le gros intestin sous forme d'un angle très aigu.

Plus bas, le côlon descend vers la fosse iliaque gauche et se termine normalement au rectum.

L'inversion du cæcum s'accompagne d'une disposition anormale de la fin de l'iléon. La dernière anse iléale, en effet, est remplacée, sur une longueur de 12 cm. environ, par un long cylindre intestinal grêle, accolé dans le flanc droit, au péritoine pariétal. Aucune trace de mésentère n'existe le long de ces 12 derniers centimètres de l'iléon. De

cette disposition, il résulte que le mésentère n'existe en réalité qu'au-
delà de la portion adhérente de l'intestin grêle. Son point de termi-
naison se fait brusquement à ce niveau. Le mésentère est normal dans
tout le reste de son étendue, ainsi que l'intestin grêle, le long duquel
on ne trouve pas trace d'un diverticule de Meckel.

On ne trouve, dans le reste des organes, aucune autre malformation.
La rate, en particulier, est normale, et les reins sont couverts de
dépressions cicatricielles imputables à des lésions inflammatoires, peut-
être spécifiques, mais qu'il est difficile de rattacher à des lésions da-
tant de la vie embryonnaire.

Observation IV (B. 1596.)

Lobe flottant du foie.

A l'autopsie d'une femme morte d'un cancer du pharynx, on trouve
un foie présentant les malformations suivantes :

Le lobe droit, haut de 22 cm., se divise en deux parties, par une
tendance au lobe flottant inférieur. Ce lobe mesure 9 cm. de haut sur
14 cm. de large. Il porte à sa partie profonde la vésicule biliaire.

La preuve qu'il s'agit bien d'une malformation hépatique, c'est
qu'on voit esquissées, à la partie supérieure de la glande, des plicatures ; l'une de celles-ci, située à l'union des deux tiers internes et du
tiers externe, forme un sillon antéro-postérieur de 7 cm. de longueur.

Ce même lobe droit présente de nombreuses adhérences péritonéales à sa partie profonde.

Pas d'autres lésions des organes, en dehors des lésions cancéreuses
du pharynx et de quelques tubercules pulmonaires entourés de tissu
fibreux. A noter, cependant, la présence de quelques kystes dans le
rein droit.

Observation V (B. 1655.)

Foie malformé; lobe gauche se terminant par une mince languette.
Rein déformé.

A l'autopsie d'une femme morte d'un cancer utérin, on trouve un
foie déformé comme il suit :

Le bord supérieur du lobe droit est échancré d'un sillon assez profond, avec plaque de périhépatite. Une autre traînée de périhépatite

occupe la face antérieure du même lobe. A gauche de l'insertion du ligament suspenseur, le bord supérieur est largement échancré et présente une concavité semi-lunaire regardant en haut. Le bord inférieur montre également une échancrure, celle-ci ouverte en bas. Le lobe gauche est très petit et se termine par une languette mince.

Le foie est légèrement cardiaque et sans trace de cancer.

Le rein droit est déformé et bosselé au niveau du pôle inférieur. Il présente une cicatrice.

Le poumon droit présente une plicature anormale au niveau de sa base (scissure supplémentaire).

Observation VI

Observation extraite de *American Journal of Obstetrics*, 1903, p. 192-194, sous le titre suivant : Hépatoptose par Irving Miller M. D. — Baltimore

« ... Ayant fait naguère un diagnostic erroné dans un cas très instructif d'hépatoptose, je le rapporte ici avec les particularités qu'il présentait. Les foies déplacés et mobiles sont tout à fait communs, mais un foie aussi mobile que celui-ci ne se présente pas entre mille. Mrs W., âgée de 32 ans, est mère de trois enfants... Elle remarqua la présence, dans son ventre, d'une masse proéminente, d'abord surtout au-dessous du rebord costal. Cette masse ne lui causait pas de douleur, et comme plusieurs conseils lui furent donnés, pas deux se ressemblant, il résulta que la malade n'en suivit aucun. Le seul symptôme local dont se plaignît la malade, était une sensation de tiraillement (dragging) dans l'abdomen, mais non pas assez douloureuse pour produire une véritable infirmité. La femme est maigre, pâle, jaunâtre, émaciée. Les leucocytes sont normaux, de même que les globules rouges ; l'hémoglobine est réduite à 60 pour 100 du taux normal. Urine normale. Constipation. Appétit capricieux. Aucune histoire nette de jaunisse ou de colique hépatique. Les parois abdominales sont flasques.

La première fois que j'examinai l'abdomen, je trouvai une tumeur dans le flanc droit, facilement mobilisable vers le côté gauche et, vers le bas, dans la fosse iliaque du côté droit. Le tranchant de la main peut être insinué facilement entre le bord costal et la tumeur. La masse ne suit pas les mouvements de la respiration. Elle est convexe, et, à l'examiner ainsi, j'estime qu'elle a nettement la forme d'un rein, bien qu'elle soit très grande. Je ne sentis pas de bord tranchant, mais seulement une dépression que je considérai alors comme le hile du rein. Le matin suivant, en examinant la malade, je trouvai le rein à sa place; quant à la tumeur, elle était moins mobile que la veille et, bien plus, elle était en partie remontée sous les côtes, se présentant seulement comme une masse convexe, dure, globuleuse, immédiatement située sous la paroi abdominale entre l'ombilic et la 9e côte. L'estomac, quand on l'eut dilaté à cette séance, était situé entièrement sous l'ombilic et nettement transverse, la grande courbure atteignant presque le flanc gauche... Tout en pensant que cette tumeur pouvait bien être une vésicule biliaire, je conclus que je n'en savais rien, et fis l'exploration chirurgicale le matin suivant. Je fis une incision longue de 6 cm. et ouvris le bord externe du Grand Droit, juste sur la tumeur. Cette tumeur est le foie, un foie mobile. Avec la main placée dans l'abdomen, je peux mouvoir le foie dans toutes les directions, et, quand je le repousse bien du côté droit, je peux passer facilement le doigt sous la veine cave, laquelle est tirée hors de son lit vertébral.

Le méso gastro-hépatique et les vaisseaux qui y sont situés, sont plus épais et plus larges qu'à l'état normal. Avec un doigt dans l'hiatus de Winslow, je peux facilement libérer les canaux et vaisseaux, et les faire sortir de la cavité abdominale. La réflexion hépato-rénale du péritoine forme un véritable méso, et les replis péritonéaux ont subi un tel allongement, qu'avec l'élongation et le déplacement de la veine cave, je suis sûr que le foie pouvait être porté hors de la cavité abdominale.

La vésicule est normale et ne contient pas de calculs. La voûte diaphragmatique est visiblement moins arquée qu'à l'état normal.

Le foie ne peut être réduit complètement sous les côtes. L'estomac tombe entièrement au-dessous de l'ombilic.

Comme il y avait une entéroptose généralisée, je ne considérai pas qu'il fût possible de maintenir le foie en place autrement que par un procédé chirurgical. Car ici, tout contribue à l'hépatoptose. D'abord, et je considère cela comme la première étape vers la production du foie mobile, il y a un relâchement extrême de la paroi abdominale ; secondement, en connexion avec cette laxité des parois, un prolapsus général de tous les viscères, ce qui écarte ainsi du foie le coussinet que ces organes lui donnent comme appui. Troisièmement, la veine cave, le principal support du foie, est tellement écartée de la colonne vertébrale, qu'elle ne le soutient pas. Faure et Peare rapportent chacun un cas très semblable au mien... »

Observation VII

Un cas d'hépatoptose congénitale montrant un mésohépar, par Thomas Wood
Clarke M. D. et David H. Dolley, M. D. (de l'hôpital Lakeside, à Cleveland, Ohio), (*American Journal of the médical Sciences*, 1905, p. 969
à 978).

Le cas rapporté est celui d'une femme de 34 ans, admise le 4 no-
vembre 1903 dans le service du Dr Powell. « Neuf ans auparavant,
elle remarqua, d'abord dans le côté droit de l'abdomen, une tumeur
du volume de son poing environ. Cette tumeur n'augmenta pas de
grosseur et ne lui causa pas de gêne pendant 2 ans. Depuis lors, elle
estimait que cette tumeur augmentait peu à peu, en lui causant quelques tiraillements douloureux (*dragging pain*). Trois ans avant son
admission, une laparotomie exploratrice fut faite par un chirurgien
de Cleveland, bien connu, qui diagnostiqua un « sarcome du foie »
et recula (*backed out*). Depuis lors, la tumeur ne lui avait causé aucune gêne, sauf de la douleur de temps en temps pendant la marche ».
A l'examen :

« L'abdomen est nettement asymétrique. Il y a dans le flanc
droit une tuméfaction bien délimitée, s'étendant du bord costal à la
crête iliaque. Elle atteint presque la ligne médiane, au-dessus de
l'ombilic, et l'atteint exactement au-dessous. La masse paraît unie,
exception faite d'un léger sillon qui descend juste le long de l'ombilic. Le point le plus proéminent est à 5 cm. à droite et 2 cm. 5 au-
dessous de celui-ci. La masse suit les mouvements de la respiration ;
on n'y remarque pas de pulsations ; pas de péristaltisme visible. A la
palpation, le côté gauche de l'abdomen est uni, et on n'y sent pas de
tuméfaction. Le rein gauche est accessible à la palpation. On ne sent
pas la rate. Du côté droit de l'abdomen (le patient étant couché sur
le dos), on sent une masse large, unie, élastique, s'étendant de la
ligne médiane à l'extrême flanc. Elle est aisément mobilisable et peut
être repoussée, par la pression, dans le flanc droit. Le long de la ligne
médiane, elle a une crête bien délimitée, tranchante, surplombante,
avec, juste à droite de l'ombilic, une encoche. Une crête semblable
peut être sentie le long du bord inférieur. Cette crête tranchante court,
en une ligne courbe, de l'épine iliaque antéro-supérieure au rebord
costal, qu'elle atteint à 4 cm. 5 à droite de la ligne médiane... La tumeur est aisément mobilisable et peut être repoussée dans n'importe
quelle partie de l'abdomen. Par la pression, on peut la faire remonter de 5 cm. 5, son bord supérieur disparaissant derrière le rebord
costal. A la percussion, le son est mat.

...Sous le thorax, on ne trouve pas la matité normale du foie. L'aire de tympanisme qui lui est substituée s'étend sur la ligne mammaire droite sur 3 cm. et est remplacée alors par une note basse qui se continue avec l'aire de matité de la tumeur. Quand le foie est repoussé vers le haut, cette aire anormale de tympanisme disparaît et se trouve remplacée par une zone de matité qui s'étend de la ligne parasternale droite au flanc droit et vient directement au contact de l'aire de résonnance pulmonaire.

En plaçant la malade sur le côté gauche, la masse tombe à gauche, quittant le rebord costal droit. Elle s'étend alors du ligament de Poupart gauche à un point situé à 2 cm. sous le rebord costal droit, sur une largeur totale de 24 cm. Dans cette situation, le bord gauche peut être senti facilement dans la fosse iliaque gauche, et la crête tranchante peut être pincée entre le pouce et le doigt. Le bord droit est senti à 9 cm. à droite de l'ombilic : il est rond, ferme et mousse. Du bord supérieur droit de la masse, on sent quelque chose de résistant, courant sous le rebord costal droit et ressemblant à un ligament ou à un pédicule, unissant la masse aux organes de l'hypocondre droit. »

... La zone de sonorité de l'estomac, dilaté au moyen de bicarbonate de soude et d'acide tartrique, est coupée, à droite de la ligne médiane, par la matité de la tumeur. Le rein droit est toujours accessible à la palpation et se trouve dans sa position normale.

Trois mois après cet examen, la malade meurt d'une appendicite aiguë. « Les données suivantes sont tirées du rapport de l'autopsie faite 2 heures après la mort. Le foie est déplacé tout entier du côté droit. Il a deux lobes : un supérieur, correspondant au lobe gauche, et un inférieur, correspondant au lobe droit. Chaque lobe a une forme aplatie, mousse, ovoïde ; le lobe inférieur ayant presque deux fois le volume du lobe supérieur. Il s'étend à 9 cm. 5 en-dessous du cartilage xyphoïde, et 8 cm. en-dessous du bord costal sur la ligne mammaire. Les deux lobes sont unis par un isthme de tissu dense et fibreux, qui varie en largeur, de 1 cm. 5 du côté droit, à 3 cm. du côté gauche, et dont l'épaisseur est de 5^{mm}. Eparpillés sur cet isthme, quelques lobules hépatiques isolés dont quelques-uns sont graisseux. Le lobe inférieur n'a pas d'attaches ligamenteuses. Les ligaments triangulaire droit et coronaire manquent entièrement. Limitée au bord supérieur du lobe situé le plus haut, il y a une double réflexion du péritoine vers le diaphragme. Le foie lui-même ne touche pas au diaphragme, et le *mésohépar* ainsi formé, a 13 ^{mm} de longueur.

Les deux replis péritonéaux sont unis seulement à leurs extrémités libres, délimitant un espace de 1 cm. de large à la surface du foie et de quelques millimètres sur le diaphragme, espace rempli de tissu conjonctif lâche. De la moitié supérieure du bord droit du lobe le plus élevé, le long de la ligne de réflexion normale du ligament triangulaire gauche, on trouve des fibres lâches et facilement déchirables, qui vont au diaphragme. On peut les considérer comme des adhérences. Le ligament suspenseur, au lieu de s'attacher sur le sillon longitudinal, s'insère seulement sur le bord gauche de l'isthme interlobaire, mais aussi le long du bord gauche du lobe supérieur. Le ligament rond, de même, rejoint l'isthme interlobaire sur son bord gauche. Une zone épaisse de tissu conjonctif et adipeux, avec des nodules isolés de parenchyme hépatique, s'étend en arrière de l'attache du ligament suspenseur sur le lobe supérieur. Le ligament hépatorénal rejoint le foie au niveau de l'isthme.

Le sillon de la vésicule biliaire se présente sous l'aspect d'une dépression ovoïde, longue de 4 cm., en position normale par rapport au lobe inférieur, mais son axe longitudinal correspond à l'axe longitudinal de ce lobe. Le sillon transverse est représenté par une encoche profonde sur le bord postéro-supérieur du lobe inférieur et d'où partent deux sillons à angle aigu... Les canaux biliaires quittent le foie, et l'artère hépatique et la veine porte l'atteignent au niveau du bord gauche de l'isthme interlobaire... Le sillon de la veine cave traverse l'extrémité postéro-supérieure gauche du lobe supérieur... Le lobe carré est probablement représenté par la portion située entre le sillon de la vésicule et la branche gauche de subdivision du sillon transverse. Le lobe de Spiegel n'est pas représenté.

Le foie pèse 1385 gr.; le lobe supérieur mesure 13 cm. 8, 10 cm. 8 et 6 cm. (Longueur, largeur, épaisseur.)

L'inférieur, 17 cm. 5; 11 cm. 5 ; 8 cm. La capsule de Glisson est peu épaissie ; la surface du lobe inférieur est finement granuleuse, mais celle du lobe supérieur est plus lisse. ».

(Suit la description de lésions syphilitiques.)

Conclusion. « La position anormale du foie, avec sa mobilité limitée, sa forme atypique, l'absence de ligaments coronaire et triangulaire droit, l'origine anormale du ligament triangulaire gauche, du ligament suspenseur et du ligament rond ; le déplacement du sillon de la veine cave d'un lobe à l'autre, tout cela ne laisse pas de doute sur l'origine de la lésion. La syphilis n'était qu'une pure coïncidence.

Comme la bibliographie médicale, et particulièrement les références données dans l'*Anatomischer Anzeiger* pour les quinze dernières années et les collections de Jacquemot et Faure ne montrent pas de cas qui soit identique et n'en présentent qu'un seul qui s'en rapproche légèrement, on doit considérer celui-ci comme unique. S'il ne prouve pas que le *mésohépar* est la cause de l'hépatoptose, il prouve, à coup sûr, que l'hypothèse de Meissner peut se vérifier. »

CONCLUSION

De cette étude, nous croyons pouvoir tirer les conclusions
suivantes :

1° L'hépatoptose constitue une altération assez peu commune
du foie. Elle semble ressortir, dans la plupart des cas rapportés
jusqu'ici, bien plus à une malformation congénitale qu'à des
lésions acquises.

2° Le lobe flottant du foie, déformation partielle d'un des
lobes fondamentaux de l'organe, était, dans tous les cas obser-
vés par nous, le résultat d'une malformation congénitale.

3° La fréquence de cette malformation est considérable puisque, sur 698 observations relevées par nous, nous la trouvons
signalée 89 fois (12 0/0 environ).

4° Parmi les preuves favorables à l'existence d'une malformation congénitale, il faut citer principalement les malformations concomitantes de la portion initiale de l'iléon et de l'origine du gros intestin (cæcum éversé, malformation du mésentère).

5° Cet état anormal de la glande hépatique offre un intérêt clinique réel, vu les erreurs de diagnostic auxquelles elle a, maintes fois déjà, donné lieu.

6° L'examen radiologique permet, aujourd'hui, de reconnaître sans peine et de différencier l'hépatoptose et certaines variétés de lobes flottants du foie.

Accepté par le Président :

M. LETULLE.

Vu, le Doyen :

D. LANDOUZY.

Vu et permis d'imprimer :

Le Vice-Recteur de l'Académie de Paris,

C. LIARD.

BIBLIOGRAPHIE

HEISTER : *Acta Physico medica naturæ curios.* Nuremberg, 1754.

CRUVEILHIER : *Anat. Descript.* (Edit. 1834).

CHASSAIGNAC : *Bull. Soc. Anat. de Paris.* 1838, p. 39.

FRERICHS : *Traité pratique des Maladies du foie*, 1862.

CANTANI : *Annal. Univ. di Medic.* Milano, 1865.

LONGUET : *Absence congénit. des ligaments du foie (Bull. Soc. an. de Paris)*, 1874.

BLET : *Thèse de Paris*, 1876.

LEG WICKHAM : *Moveable or displaced liver.* St-Barthol. Hosp. Rep., 1877-XIII.

MULLER : BERL. KLIN. WOCH, 1882.

CORBIN : *Des effets produits par le corset sur le foie*, 1883.

LANDAU : *Die Wanderleber*, Berlin, 1885.

GLÉNARD : *Entéroptose et Neurasthénie.* (*Sem. médic.*, 1886).

— *A propos d'un cas de neurasthénie gastrique*, 1887.

— *Des résultats objectifs de l'exploration du foie chez les diabétiques*, (*Lyon méd.*, 1892).

— *Revue des Maladies de la nutrition*, 1890 à 1912, passim.

DICKINSON : *The Corset, Question of Pressure*, New-York,1887.

RIEDEL : *Berl. Klin. Woch*, 1888, nos 28 et 29.

FRANÇON : *Palpation du foie*, (*Thèse de Lyon*, 1888).

JONNESCO : *Anatomie topograph. du duodenum* (Paris, 1889).

CURTIUS : *Symptome und Œtolog. der Wanderleber.* Halle, 1889.

HARLEY : *Traité des maladies du foie, trad. Rodet.* Paris, 1890.

FAURE : *Appareil suspenseur du foie.* (*Thèse Paris*), 1892.

CHAPOTOT : *Estomac et corset* (*Thèse Lyon*), 1892.

GRAHAM : *Transact. of the Assoc. of Americ. Physicians.* Philadelphie, 1895.

TERRIER ET AUVRAY : *Traitem. des hépatoptoses* (*Rev. de chir.*, août 1897).

DUVERNEY : *Le foie mobile.* Paris, 1898.

Fr. GLÉNARD : *Les ptoses viscérales*, 1899.

BAGET : *Hépatoptose totale* (*Thèse Toulouse*), 1900.

PELLET : *Contrib à l'étude de l'hépatoptose* (*Thèse Paris*), 1901

MONGOUR ET SÉRÉGÉ : *Sur un cas de cirrh. monolob. du foie (Bull. méd.*, 1902).

SOULÉ : *Sillons costaux du foie. (Thèse Toulouse)*, 1902.

MILLER : *A case of Hepatopsis. Americ. Journ. of Obstetrics,* 1903, xIvii.

GLÉNARD : *Etude sur les Ptoses. Journ. de méd.*, Paris, 1903.

JOVANE : *La quantita di glicogeno nei diversi lobi del fegato. La Pediatria*, 1903.

REYNIER : *Etude sur les Ptoses. — Journ. de méd. de Paris*, 1903.

DE GIOVANNI : *Comment apprécier le volume du foie. Arch. gén. de Méd.* Paris, 1904.

PRENTISS : *Floating liver (Americ. Journ. of Obstetrics, 1904)*.

ANTOINE : *Etiologie des ptoses viscérales (Thèse Bordeaux, 1904)*.

CHAUFFARD : *Procédé d'exploration physique du foie (Bull. méd. 1903)*.

CLARKE : *A case of Hepatoptosis showing a mesohepar (Amer. Journ. of Obstet.,* 1905, CXXX.

LORRAIN ET MÉNARD : *Foie à sillons (Bull. et Mém. Soc. anat. de Paris)* Ixxxiv.

SÉRÉGÉ : *Fonctions biologiques distinctes des lobes droits (Rev. mal. Nutrit.*, 1906, p. 114 et suiv.).

— *Sur l'existence de constantes anat. et clin. affirmant l'indépend. fonction. des lobes du foie (Gaz. hebd. Sc. médic. de Bordeaux*, 1909).

TANDLER : *Uber hepatoptose.* Wien, Klin. Woch., 1908.

R. GLÉNARD : *De l'indépendance des lobes du foie (Progr. méd.*, 1908, N° 8).

MARGRUDER : *Case of aortic regurgitation and floating liver.* Wash., M. Ann. 1906-07).

BAUER : *L'indépendance vascul. des lob. du foie est une hypothèse (Progr. médic.*, 1909).

— *L'hypertrophie hépatiq. des gros mangeurs est totale (Id.)*.

LETULLE : *Le foie à lobe flottant (Presse méd.* 1910).

HARRIS : *Moveable liver and constrict. lobe. Surg. Gyn. Obst.* (Chicago, 1910, X).

CHILAÏDITI : *Trois cas d'Hépatoptose avec interposit. de viscères (Presse méd.*, 21 janv. et 4 fév. 1911).

BÉCLÈRE : *Bull. et mém. soc. Radiol. médic. de Paris* (1911).

SÉRÉGÉ : *Etud. cliniq. sur l'existence des localisat. fonctionnelles hépatiq. (Gaz. hebd. d. Sc. Médic.).* Bordeaux, 1911, XXXII.

AUBOURG : *Vérification anatom. d'un examen radiol. de la région hépatique (Bull. de la Sc. de Rad.*, 1912).

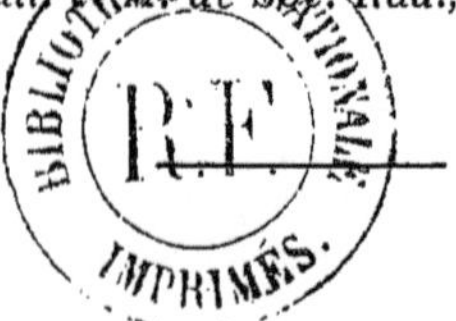

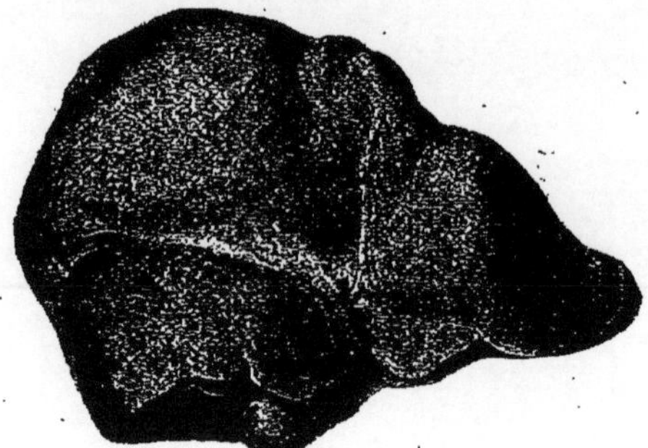

Fig. 4

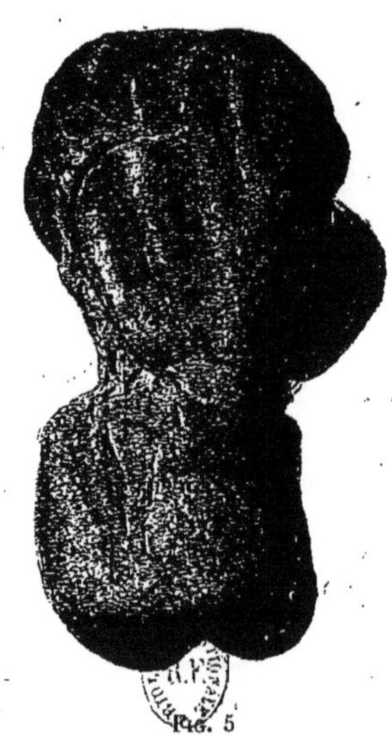

Fig. 5

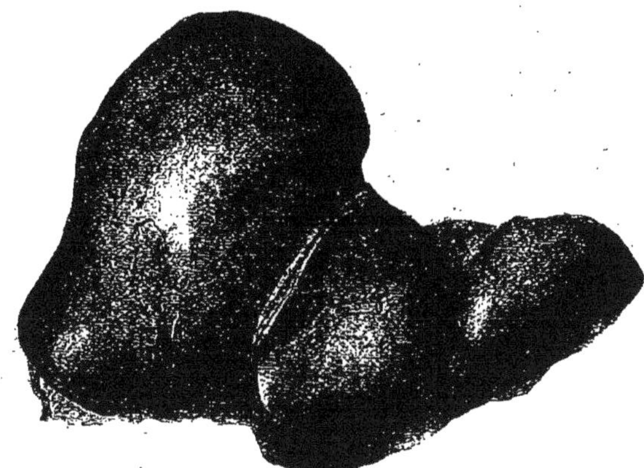

Fig. 6

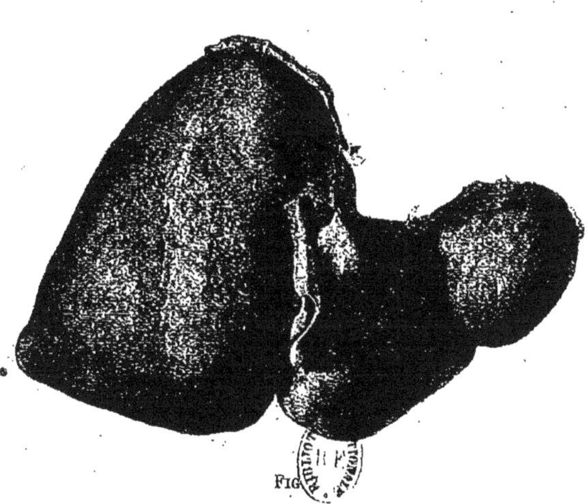

Fig. 7

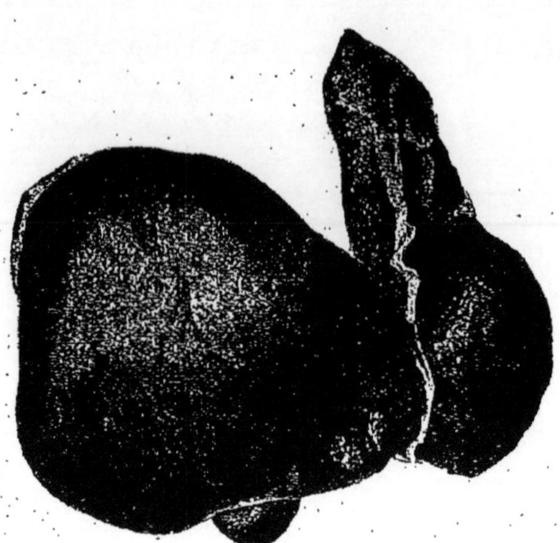

Fig. 8

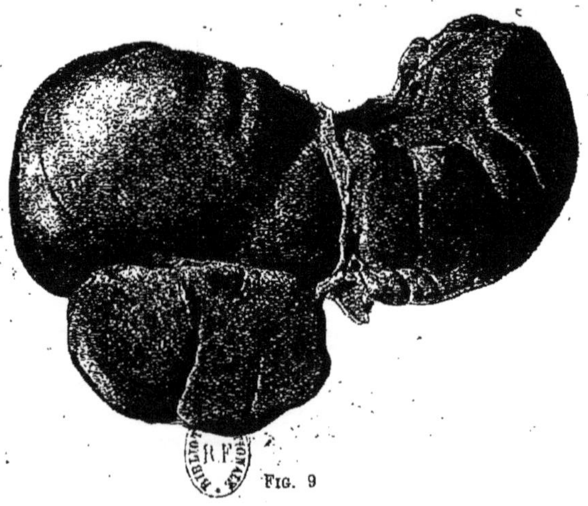

Fig. 9

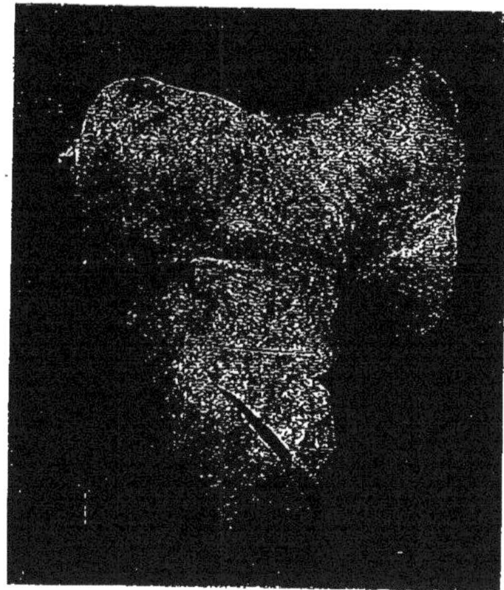

FIG. 10

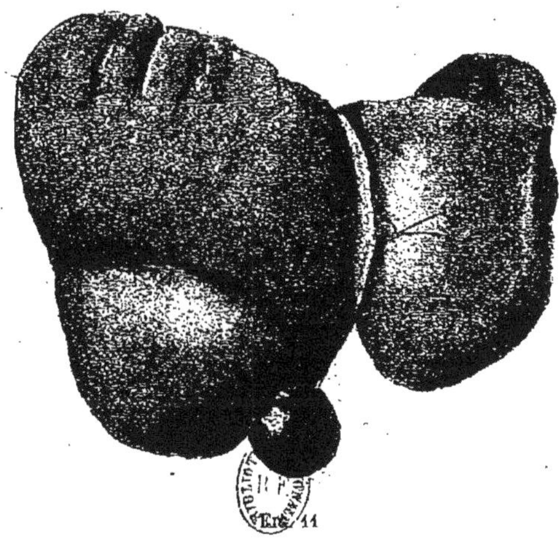

FIG. 11

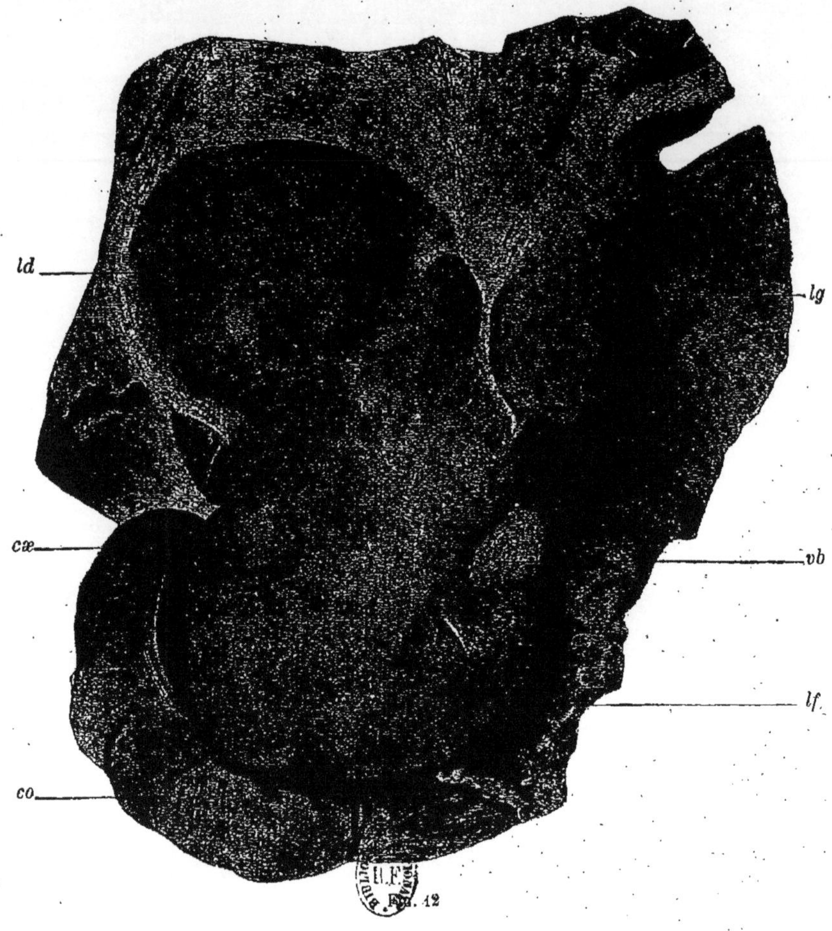

Le foie a été laissé en place afin qu'on puisse voir son lobe flottant *lf.* — *ld* : lobe droit du foie. — *lg* : lobe gauche. — *vb* : vésicule biliaire. — *cæ* : cæcum. — *co* : côlon ascendant.

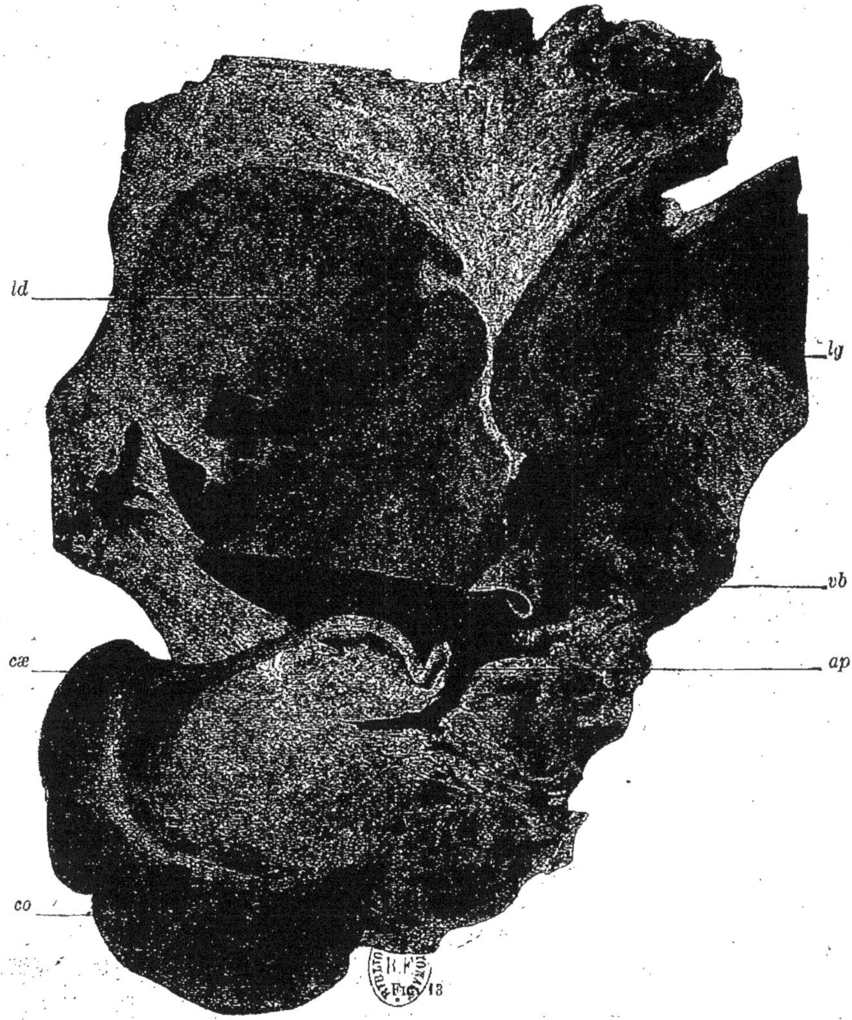

Le lobe flottant a été enlevé afin qu'on puisse mieux voir le cæcum et son appendice *ap*.